施慧 著

常见皮肤病图谱与中医效验方

中国健康传媒集团

中国医药科技出版社

内容提要

本书为云南昆明姚氏医学流派第六代传承人施慧先生对于皮肤病诊疗的集成之作。全书分为"临证诊疗"和"验方集萃"两部分，精炼了39种皮肤科常见病、多发病的诊疗思路与中医临证经验，搜集了300余幅皮肤病珍贵图谱，同时奉献了四十余载中医临证凝练的44首治疗皮肤病的内服、外用经验方，可供临床辨证分型加减应用。本书适合广大临床工作者、中医院校师生和中医爱好者学习研究。

图书在版编目（CIP）数据

常见皮肤病图谱与中医效验方 / 施慧著 . —北京：中国医药科技出版社，2018.1（2024.8 重印）

ISBN 978-7-5067-9576-0

Ⅰ.①常… Ⅱ.①施… Ⅲ.①常见病—皮肤病—图集②皮肤病—验方—汇编 Ⅳ.① R751-64 ② R289.5

中国版本图书馆 CIP 数据核字（2017）第 218195 号

美术编辑 陈君杞
版式设计 锋尚设计

出版 **中国健康传媒集团** | **中国医药科技出版社**
地址 北京市海淀区文慧园北路甲 22 号
邮编 100082
电话 发行：010-62227427 邮购：010-62236938
网址 www.cmstp.com
规格 880×1230mm ¹/₃₂
印张 5¹/₂
字数 145 千字
版次 2018 年 1 月第 1 版
印次 2024 年 8 月第 4 次印刷
印刷 北京盛通印刷股份有限公司
经销 全国各地新华书店
书号 ISBN 978-7-5067-9576-0
定价 69.00 元

作者简介

施慧

　　主任医师、著名男科病、皮肤病专家。任国际中医男科学会荣誉主席、世界中医药联合会男科专业委员会常务理事、世界中医药联合会皮肤科专业委员会理事、昆明市荣誉名中医、云南昆明姚氏医学流派第六代传人。现任职于昆明圣爱中医馆，于圣爱中医系列丛书中有多部医著。现有个人医学专著11部，计270万字，在中医男科、妇科、皮肤科领域积累了丰富的临床经验，形成了自己特有的治疗方法和学术风格，在世界中医男科、皮肤科学术界有较高的知名度。

序

　　施慧，"云南昆明圣爱中医馆"名老中医。出生于世代书香的家庭，幼时聪慧，喜读书写字。由于历史的原因，少年时历尽坎坷，备尝艰辛，中年时自学中医。1987年取得中医师职称，从医近四十年，为云南昆明姚氏医学流派第六代传人。边读书、边临床、边写作，施慧已出版中医临床专著11部，医学论文60篇，共计270万字。中医的生命力在于临床疗效，施老天资深远，聪慧玄通，对中医皮肤病和男科诊疗有很深的造诣，遇有沉疴痼疾，屡奏奇效。

　　施老喜欢读书，善读书，勤求古训，博采众长，以方治证。每临一症，必立医案，偶有体会，即录之书札，持之以恒，日积月累，卷帙成堆。他从浩繁的病例中整理出皮肤科常见病、多发病39种，并收集对应照片300余幅，临床体征与图谱对照，一目了然。治疗抓住疾病的共性，尊经方而不泥古，尚时方而又创新，去除繁琐的辨证分型，以一个经验方为主加减变化，便于读者参考使用。《常见皮肤病图谱与中医效验方》是他几十年临证心血的凝集，是理论和实践相结合的升华，既有继承，又有创新，可谓继承不泥古，创新不离宗，论述精辟，经验宏富，见解独特，弥足珍贵。

　　书成示余，捧读再三，深感内容精博，启我茅塞，确有特色，为近年中医皮肤类论著中之佳作。施老邀余作序，虽自知浅薄，勉为其难，恭敬不如从命，遂慨然允诺，欣然命笔。

　　英雄不问出身，从古至今，自学成才者，比比皆是，颖前人之奥旨，启一己之所悟，既非墨守成规，泥古不化，亦非拘门守户，囿派绳方，不受辨证分型的约束，独树一帜，难能可贵。

　　我与施老相识于马来西亚、新加坡世界中医药联合会的学术年会上。虽小我一岁，但其精力充沛，年过花甲，笔耕颇勤，对中医学术锲而不舍，精益求精，我自愧不如。昔范文正公有云："不为良相，愿为良医。"善于医者曰良医，良医系医术高超，能随机应变，坐镇从容，临危不乱，诊断、辨证、立法、处方、遣药丝丝入扣，能治疗各种疑难大病，并取得如汤沃雪、桴鼓相应之效者。愿施老发大慈大悲之心，以解除众生疾苦为己任，以良医标准要求自己，努力成为"苍生大医"。愿本书早日刊行，以飨读者。

黑龙江中医药大学 王玉玺

丁酉年初夏

前言

　　综观历代及近代的中医皮肤病专著，收集皮肤病临床彩色图谱的著作并不多见，这使得广大的医务工作者和广大患者在对皮肤病的临床特征及临床图谱的对照认识上出现了脱节的情况。同时，由于一些专著在理论方面的论述过于繁杂，分型也过于细致，在临床上不能切于实用。有鉴于此，我将毕生的经验总结凝练出这部图文对照、验方精炼而切于实用的皮肤病专著。

　　全书分为"临证诊疗"和"验方粹集"两部分，"临床诊疗"选取了 39 种皮肤科常见病、多发病，每例病症从临床特征、临床图谱、治疗要点、临床验方四个方面进行了阐述，精炼了其诊疗思路，力求落笔简洁明了。

　　其中，"临床图谱"是笔者从 2008 年开始收集的 500 多张图谱中精选出的 300 多张具有临床代表性的皮肤病病变图片。"临床特征"与图谱对照，一目了然。"临床验方"是针对各病症开具的方药，部分处方详细的配方、功用、用法、制法等介绍详见"验方集萃"部分。"验方集萃"是个人治疗皮肤病临床之经验，内服方 23 个，外用方 21 个。本书治疗以中医药为主，部分病种外用西药，中西医结合治疗。方药的运用去除了繁琐的分型，以一个主方加减，便于读者参考运用，有很强的操作性。

　　本书内容直观实用，读者面广泛，无论对专业医务工作者或基层医生，还是广大的患者群都有实际的参考价值。在本书的编写工作中，感谢苏健佳、施璐郁、赵清新、朱良辉、朱燕等人的整理和校对，他们为本书的出版付出了巨大的努力。

　　希望本书的出版能够为皮肤病中医诊疗的临床工作提供帮助，能对推动中医学术的发展与进步尽绵薄之力。

　　限于水平，书中不妥之处，请批评指正。

施慧

2017 年 7 月

临证诊疗

验方集萃

内服方

外用方

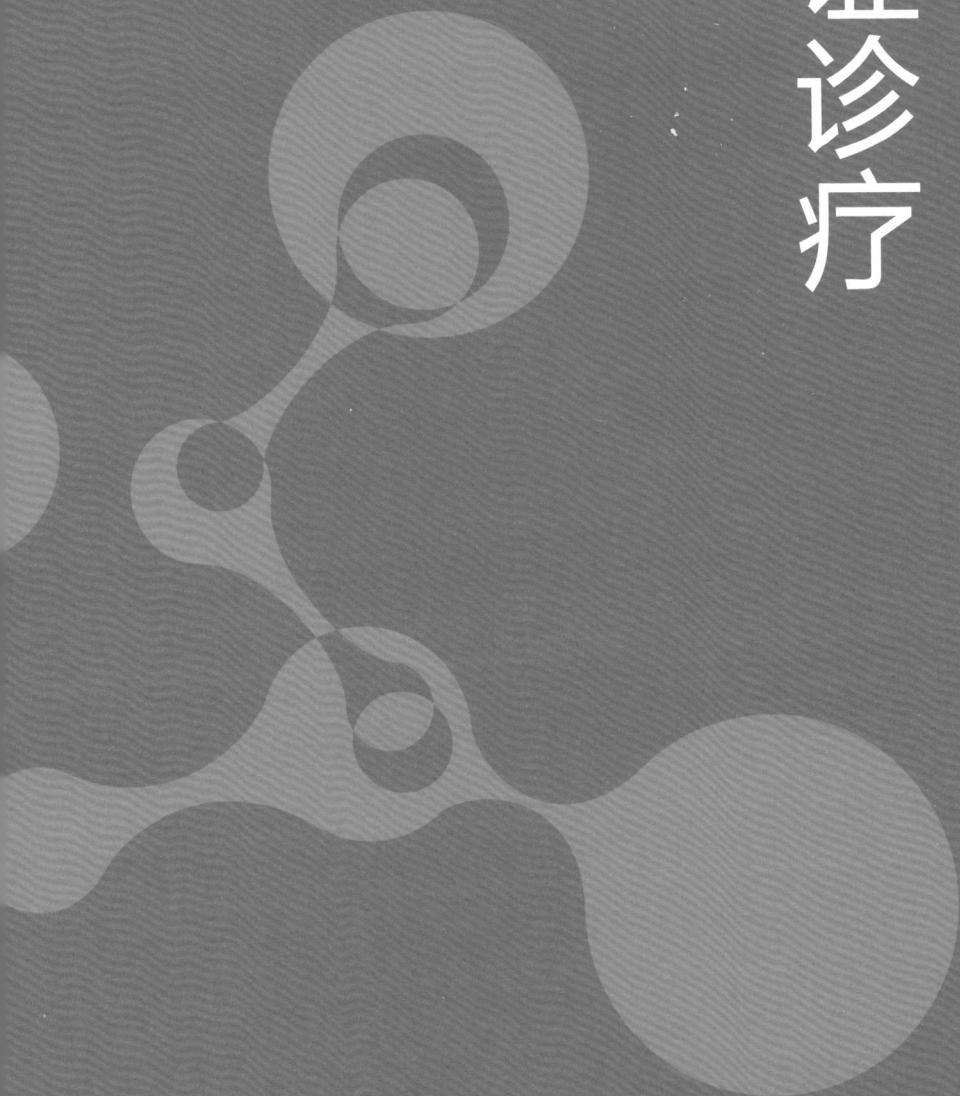

临证诊疗

痤疮

痤疮，俗称粉刺，是一种发生于毛囊皮脂腺的慢性炎症，好发于男女青春期，以男性为多见，常在成年后自愈。本病多发于面部，亦可延及前胸或肩背部，初发多数为散在黑头丘疹，除去黑头，可挤出米粒样白色粉浆；有时是红色丘疹，或带有脓疱；有的还可形成脂瘤或疖肿。

皮损形态、数目、轻重，均随各人青春期内分泌功能而异，轻者一般愈后不留瘢痕，但严重之疖肿性损害，愈后可留瘢痕而损于面容。一般认为，本病与内分泌、细菌感染有关，是毛囊口角化过度，皮脂分泌过多，淤积而呈黑头粉刺。粉刺棒状杆菌大量繁殖，分解皮脂，产生游离脂肪酸而刺激毛囊，引起炎性反应。但本病与饮食、遗传、卫生、细菌毒素及消化功能也有密切关系。中医学则认为，此病由肺、胃积热，上熏颜面，血热郁滞而成。此外，与过食炙煿、膏粱厚味以及刺激性大的食品有关。

一、临床特征

1. 常见于青春期前后，中年人中亦有所见。
2. 皮疹好发于颜面、胸背部多脂区，甚至上臂等多脂部位，常对称发生。
3. 损害为多形性。初期损害为位于毛囊口之黑头粉刺，发展过程中可产生丘疹、脓疱、脓肿、结节、囊肿及瘢痕。
4. 临床上常以一型为主，可数型合并发生，以炎性丘疹型、脓疱型为多见。可反复发作，缠绵多年，常于25～28岁后逐渐减轻或自愈。

临床上常见有下列各种类型：

（1）**丘疹型痤疮**：局部炎症丘疹，中央有黑粉刺或脂栓。

（2）**脓疱型痤疮**：以炎症性丘疹与脓疱为主，脓疱多发生于丘疹之顶端。

（3）**囊肿型痤疮**：炎症之后逐渐形成大小不等之皮脂腺囊肿，可继发化脓或形成窦道与脓肿。

（4）结节增生型痤疮：炎症化脓反复发作，结节增生肥厚，黄豆到指头大小，最后形成瘢痕。

（5）萎缩型痤疮：损害腺体形成凹坑状萎缩性瘢痕。

（6）聚合型痤疮：损害多形，有丘疹、脓疱、结节、瘢痕等簇集丛生。

二、临床图谱

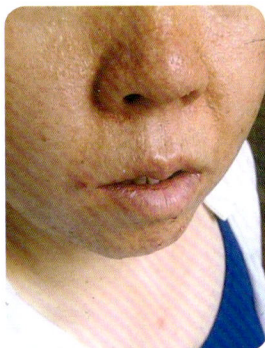

背部部位

鼻部两侧部位（1）

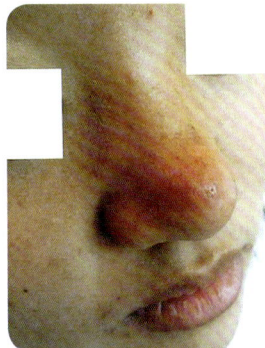

鼻部两侧部位（2）

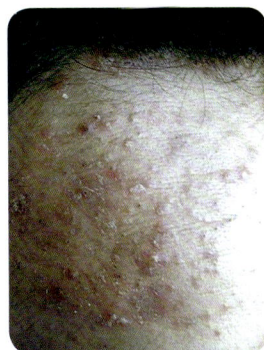

额头部位

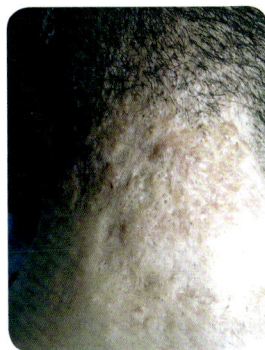

后颈部位

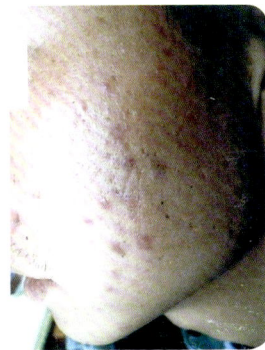

脸颊部位

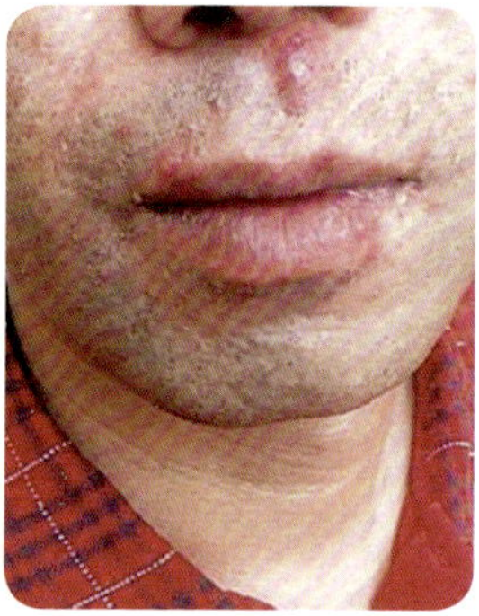

男性面部脓疱型痤疮 (1)

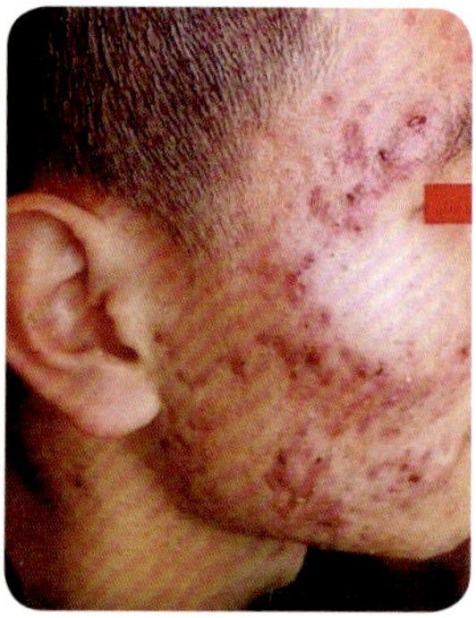

男性面部脓疱型痤疮 (2)

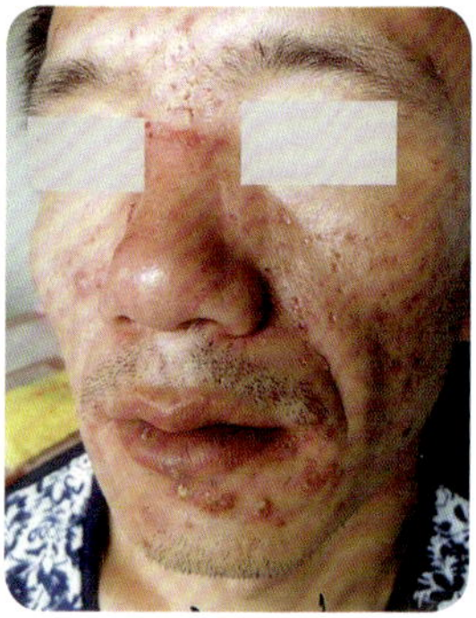

男性面部脓疱型痤疮 (3)

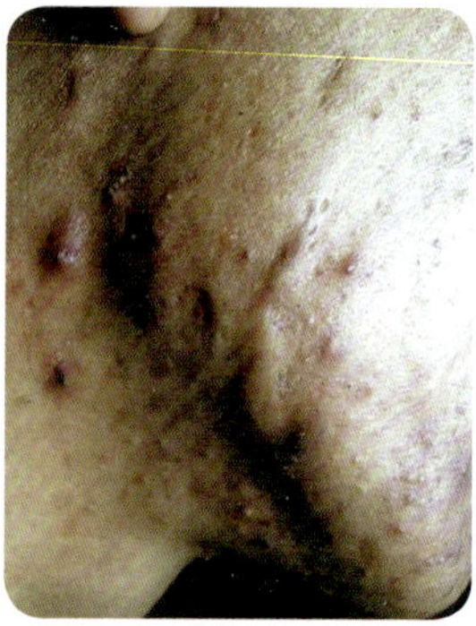

男性面部脓疱型痤疮 (4)

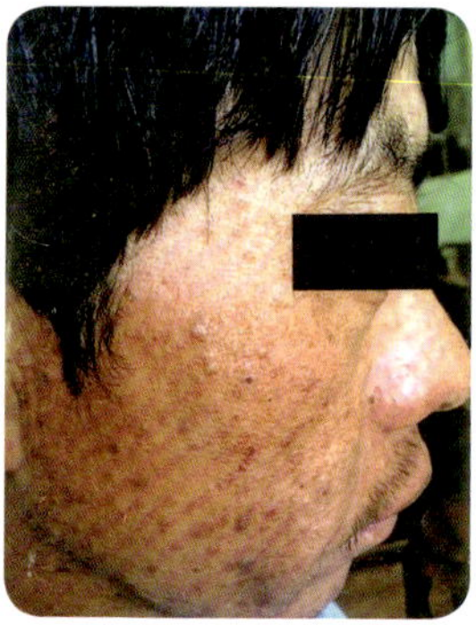

男性面部脓疱型痤疮 (5)

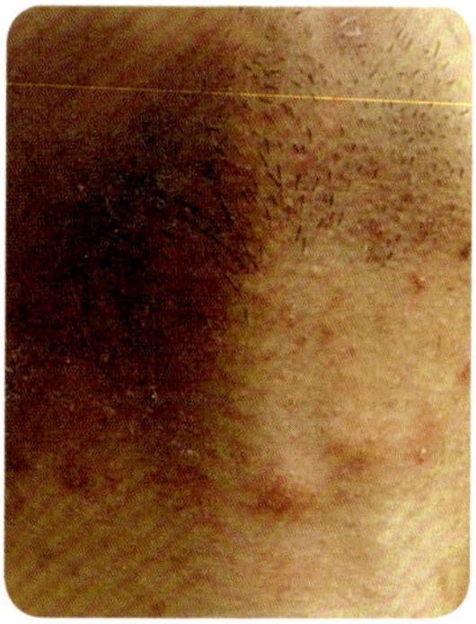

男性面部脓疱型痤疮 (6)

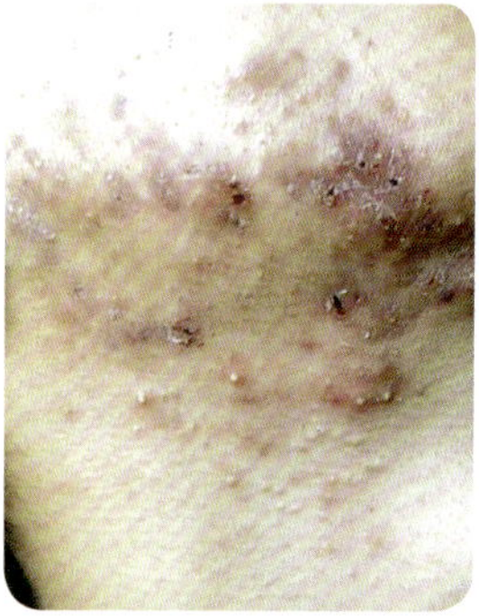

男性面部脓疱型痤疮 (7)

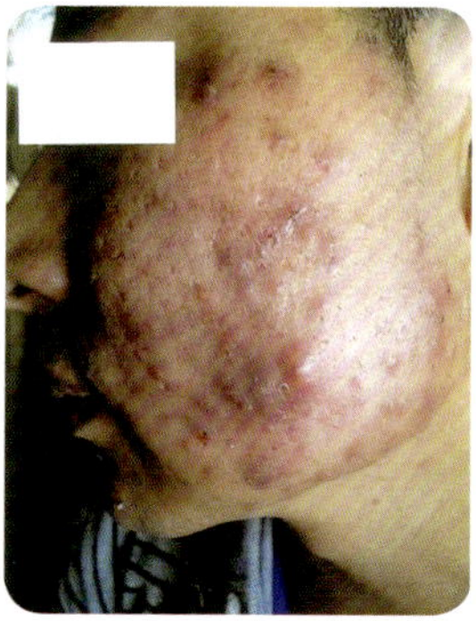

男性面部脓疱型痤疮 (8)

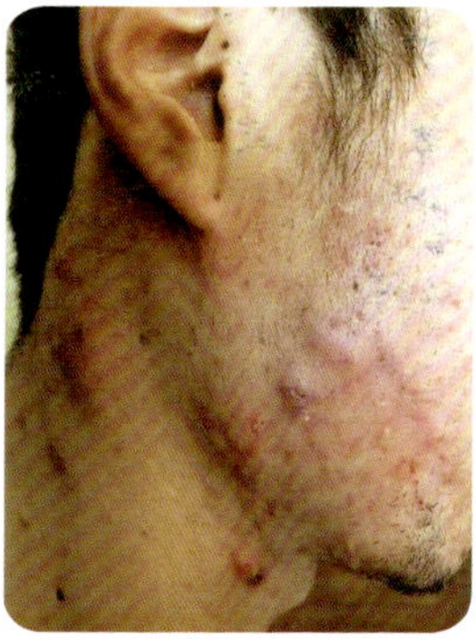

男性面部脓疱型痤疮 (9)

男性面部丘疹型痤疮

女性面部脓疱型痤疮 (1)

女性面部脓疱型痤疮 (2)

女性面部脓疱型痤疮 (3)

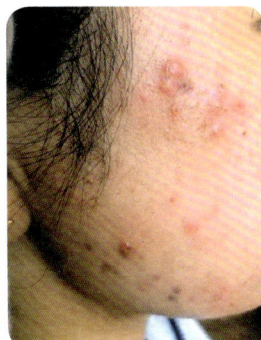

女性面部脓疱型痤疮 (4)

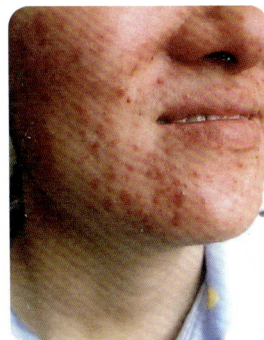

女性面部脓疱型痤疮 (5)

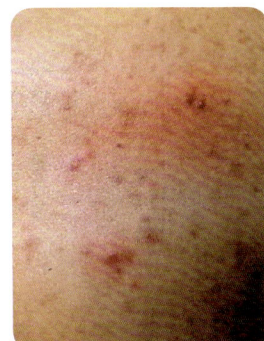

女性面部丘疹型痤疮 (1)

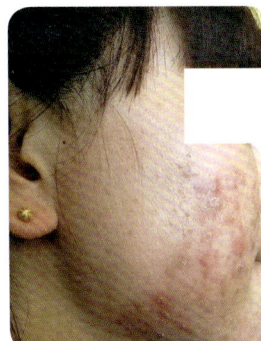

女性面部丘疹型痤疮 (2)

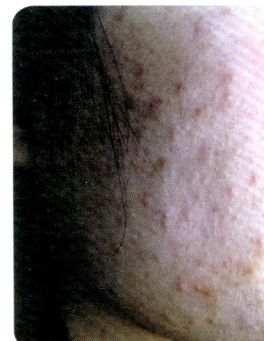

女性面部丘疹型痤疮 (3)

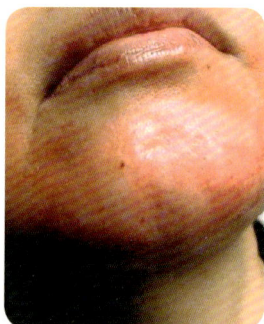
女性面部丘疹型痤疮 (4)

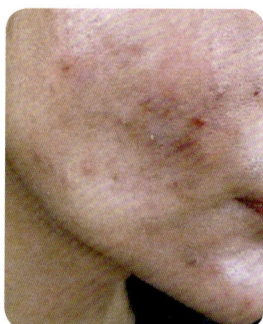
女性面部丘疹型痤疮 (5)

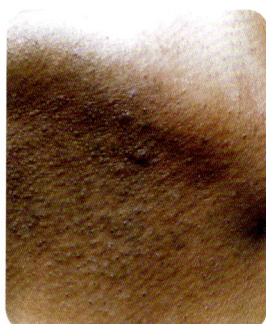
下颌部位

三、治疗要点

1. 西医治疗本病可用维生素类，如维生素 B_2、维生素 B_6、复合维生素 B_1；病情较重者可用抗生素类；使用外用药物以消炎、杀菌、去脂为治则，一般常用复方硫黄洗剂、5% 硫黄霜等。

2. 本病不论轻重，忌用手指挤捏，以免细菌扩散，可适当使用硫黄香皂等，以减少油腻，还可以清洁颜面。少食糖类与动物性油脂、辛辣、浓茶等刺激食物，多进食瓜果与蔬菜，保持大便通畅。

四、治疗痤疮验方

内服方

苦参汤

生地黄 15 克，丹皮 6 克，蒲公英 10 克，紫花地丁 10 克，金银花 6 克，炒栀子 6 克，炒黄柏 6 克，龙胆草 6 克，九里光 10 克，炒苍术 15 克，炒山药 20 克，炒吴茱萸 6 克，芡实 30 克，地肤子 10 克，浙贝母 10 克，绿豆 30 克，白花蛇舌草 15 克，苦参 6 克，土茯苓 30 克，吴白芷 10 克。

水煎服，一剂药服 2 天，一天服 3 次。

外用方

黄柏散

黄柏 15 克，青黛 5 克，炒吴茱萸 5 克，石膏 15 克，滑石 15 克，广蛇床 15 克，百部 15 克，浙贝母 5 克，紫草 8 克，苦参 5 克，冰片 7 克。

上药碾细粉，过 120 目筛，拌适量凡士林。

上午擦夫西地酸乳膏或那氟沙星软膏，下午擦黄柏散。

疥 疮

疥疮是由疥虫传染而引起的皮肤病，其原病虫为人疥螨，经皮肤接触而互相传染，传播迅速，发病甚快。其特点是患者指间、腕部、腰部、阴部有大量剧痒的丘疹小疱或雌疥虫在表皮内穿行的细线状隧道，尤以夜间奇痒难忍。阴囊、阴茎或阴部附近常有特殊质硬的豆大结节，称为疥结节，顽固难愈。婴幼儿的掌跖部位还常出现炎症性丘疹、脓疱，常被误诊为单纯的"脓疱病"；有的还被误诊为"过敏性皮炎"而滥用强的松类药物或抗组织胺类药物。

一、临床特征

1. 本病好发于青年、儿童和成人，多发于冬春季节，常有接触传染史。

2. 好发于手指缝、腕曲侧、下腹部、外生殖器及大腿内侧等皮肤较薄嫩的部位，成人不侵犯面部，婴幼儿可累及头面、足跖。

3. 其损害可有两种：其一为隧道损害，是一灰白色或浅黑色微弯曲而隆起之线纹或点状虚线，长3~15毫米；其二为丘疹、水疱及脓疱损害，为广泛而对称分布的小丘疹、小水疱和脓疱，针头至绿豆大小，散在而不融合，丘疹为红色或浅红色。

4. 伴剧烈瘙痒，尤以夜间入睡和遇热后为甚，搔抓日久，可致皮肤增厚或继发感染，而出现脓疱、疖疮、疖肿或红丝疔等病变。

5. 位于阴囊等处的损害可为瘙痒性结节，部分病例查疥虫阳性，并发肾炎者约占0.2%。

二、临床图谱

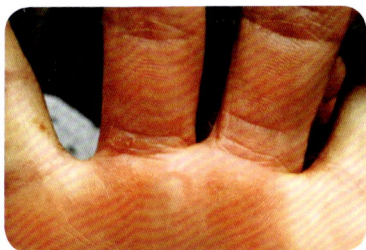

男性手指间疥疮　　　　　　男性阴茎疥疮

三、治疗要点

1. 疥疮的传播途径，除了与病人同卧、握手、共用衣被等外，性接触传染也是一个重要的途径，故患者的配偶常常首先被传染而发病，且无一幸免。

2. 结节性疥疮者，外阴部有瘙痒性结节者，另加密青膏外涂，每天2次。

3. 消灭疥疮的关键是抓好预防，治疗时必须注意杀灭所有的疥虫，疥疮才能治愈。家庭内或集体住宿的接触者，应予同时治疗，杜绝传染之关键在于涂药彻底，认真清毒。

4. 治疗时病人换下的衣服、被褥，须煮沸或充分暴晒，不能煮沸消毒的毛制品，宜用熨斗烫过，防止再接触而传染。

四、治疗疥疮验方

本病以外治为主，内服不起作用。

外用方

先用疥疮洗方

川椒15克，贯众、雄黄各10克，九里光、枯矾各20克，苦参、百部、地肤子、乌梅各30克。煎水洗澡。再用10%硫黄软膏

（小儿用5%），稍用力涂于患部，并薄涂全身，每天早、晚各一次，连用3天，在涂药期间不洗澡，不更衣，第4天再用上方煎水洗澡，后用硫黄软膏涂擦3天，用疥疮洗方再洗一次。更换清洁的衣服与被褥。

玫瑰糠疹

玫瑰糠疹是常见自限性皮肤病，中医学称之为风热疮。初起皮损仅为一个，1~2周后增多，故又名母子癣、风癣。因风热血燥、内外合邪而致，躯干等椭圆形玫瑰发疹。炎症轻微，病损呈玫瑰样红色片块，其上有糠状鳞屑，并有不同程度的瘙痒。病因尚不明确，西医学认为可能由病毒引起，好发于春秋季节。以中年和青年人较多，多数急性发作。数周或数月可愈，一生只患一次者居多，个别病人反复患病多次。

一、临床特征

多见于青壮年，好发于春、秋季。皮疹特点有前驱斑，开始于躯干或四肢近端发生一块淡红色、圆形或椭圆形的母斑，直径约1~2厘米，1~2周后陆续出现与母斑相似的皮疹，此时母斑往往增大，颜色变淡，开始消退。

皮损特点为椭圆形玫瑰色斑疹，边缘清楚，中心为鲜红或棕黄色，有细微皱纹，表面覆有细薄之糠秕样鳞屑。在胸背部的皮损，其长轴常与肋骨平行，一般皮疹先发于躯干部，之后见于四肢，而头面和掌跖部位则很少发生。

自觉症状有轻重不同程度的瘙痒，一般无全身症状，病程一般约2个月，但也有数月，甚至7~8个月不愈者，痊愈者一般不再复发。

二、临床图谱

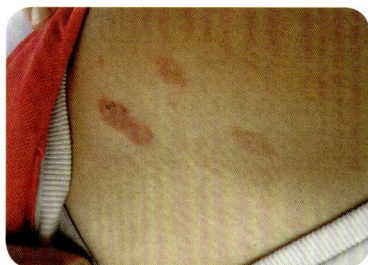

男性胸部玫瑰糠疹 (1)

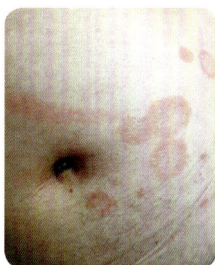

男性胸部玫瑰糠疹 (2)

三、治疗要点

1. 本病自觉不同程度的瘙痒，少数病人有全身不适、头痛、咽痛、轻度发热、淋巴结肿大、舌红苔白、脉滑数等症。

2. 有的病人常将本病的母斑误诊为体癣的病史；有的病人突然全身发疹，没有前驱病史或母斑；个别病人起病缓慢，或有接触本病病人的病史。

3. 本病患处常有弥漫的玫瑰红色，但也有呈淡白色者，称之为"白色糠疹"，临床上要注意鉴别，其治疗仍同"玫瑰糠疹"。

4. 本病可不治自愈。痒重者可外用双花外洗方，并应向初诊患者说明本病不影响健康，传染性不大，不需特殊治疗，以免皮疹增多时引起不必要的惊慌。有的病人愈后可遗留暂时性色素减退斑或色素沉着斑，一般不复发。

5. 不宜用热水烫洗患处，不宜食用刺激性食物，如辣椒、鱼虾、酒类等。

四、治疗玫瑰糠疹验方

内服方

苦参汤 加白鲜皮

生地黄 15 克，丹皮 6 克，蒲公英 10 克，紫花地丁 10 克，金银花 6 克，炒栀子 6 克，炒黄柏 6 克，龙胆草 6 克，九里光 10 克，炒苍术 15 克，炒山药 20 克，炒吴茱萸 6 克，芡实 30 克，地肤子 10 克，浙贝母 10 克，绿豆 30 克，白花蛇舌草 15 克，苦参 6 克，土茯苓 30 克，吴白芷 10 克，白鲜皮 10 克。

水煎服，一剂药服 2 天，一天 3 次。

外用方

双花外洗方

野菊花 20 克，金银花 20 克，绣球防风 15 克，石菖蒲 10 克，白芷 15 克，苦参 20 克，白鲜皮 10 克，地肤子 20 克，土蛇床 20 克。

用法：加水半盆，煎煮 15 分钟，用小毛巾沾水反复擦洗患处，每天 1~2 次。

脂溢性皮炎

脂溢性皮炎是发生于皮脂溢出部位的一种炎性皮肤病。其因与皮脂溢出、细菌感染、内分泌、消化系统、神经系统功能以及接触物的慢性刺激等有关。特别是与化脓性球菌的感染有密切关系。

一、临床特征

本病多发于青壮年，男性多于女性，少数病人可伴有或同时并发粉刺或酒渣鼻；好发于头部、面部、四肢屈侧或脂腺丰富的部位以及多毛、多汗的部位，常对称分布；皮损常开始于头部，症状加重时向面、耳、腋、胸、背、阴囊、臀缝等部位发展；可以呈急性亚急性或慢性皮炎改变，有剧痒，严重者可泛发全身；皮损为略带黄色之红斑或粉红斑片，大小不一，境界清楚，其上覆有油腻性鳞屑或结痂。

二、临床图谱

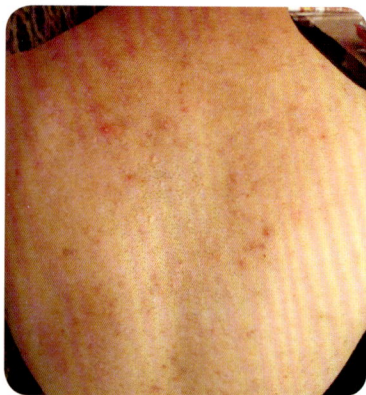

男性背部脂溢性皮炎

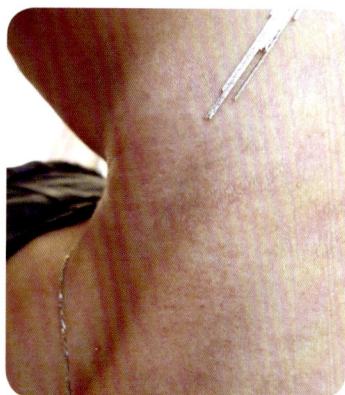

女性颈部脂溢性皮炎

三、治疗要点

1. 急性渗出糜烂性皮炎往往与细菌感染有关，头发可暂时脱落，并有局限性淋巴结肿大，故与传染性皮炎相似。慢性脂溢性皮炎则呈灰白色鳞屑片块，边缘明显，头发稀疏，有刺痒等症状，往往时重时轻，病程缓慢。

2. 西药治疗一般选用维生素 B 类药物，特别是维生素 B_2、维生素 B_1，也可服用较大量的维生素 C，并加服抗生素。外用药还可用合柳酊、汞柳酊、0.1% 升汞酊等外擦，硫黄软皂洗涤也可。

3. 饮食宜清淡，少吃动物脂肪和糖类，多吃新鲜蔬菜和水果，忌酒和辛辣饮食。避免搔抓头皮，宜用中性肥皂或硫黄皂洗头。

四、治疗脂溢性皮炎验方

内服方

脂溢性皮炎汤

土茯苓 30 克，苦参 6 克，炒黄柏 6 克，九里光 10 克，炒苍术 15 克，炒山药 20 克，豆蔻 10 克，白鲜皮 10 克，刺蒺藜 10 克，蒲公英 10 克，菊花 6 克，陈木瓜 10 克，王不留行 10 克，薏苡仁 30 克。

水煎服，一剂药服用 2 天，一天 3 次。

外用方

脂溢性皮炎外洗方

苍耳子 30 克，苦参 15 克，明矾 9 克，王不留行子 15 克，透骨草 30 克，皂角 30 克。

用法：把以上诸药用纱布包，煎水半盆，用小毛巾沾水，反复擦洗头部，每次洗 15 分钟，一天原水洗 2 次，隔 3 天洗 1 天，煎药每次 15 分钟，3 剂药为一个疗程。

带状疱疹

带状疱疹多发生在春、秋两季，是病毒性感染所致的一种常见的急性疱疹性皮肤病，常发生于胸肋部，其次是颜面、下肢等部位。由于本病发作突然，进展迅速，常伴有灼热刺痛，给患者带来很大痛苦。该病为肝火郁结、脾湿内蕴而致的一侧性发疹，有红斑水疱，累累如串珠，每多缠腰而发，形如蛇串，称为蛇串疮，又名缠腰火丹、蜘蛛疮、火带疮等。故《外科大成》云："缠腰火丹一名火带疮，俗称蛇串疮，初生于腰，紫赤红疹或起水疱。痛如火烧。"

一、临床特征

1. 多发于春秋季节，见于成年与老年人。

2. 一般先有前期症状，如轻度发热、全身不适、食欲不振以及患处有灼热感或神经疼痛等，附近淋巴结常肿大，有压痛。

3. 皮疹发于一侧，最常见于腰肋部，其次为面、肩、腹部大腿等；也可发生于眼、口、鼻、外阴黏膜。本病皮疹分布于受损神经之皮肤区，故为单侧性，一般不过正中线，极少数双侧发生，是本病的临床特征之一。

4. 皮疹初起为红斑，迅速变成丘疹、水疱，粟粒至黄豆大小，成簇沿某一体神经支配区域呈单侧性、带状分布。疱液初起清澈透明，有的逐渐变成混浊的脓疱，大约3周左右干涸吸收而愈，一般不留瘢痕。

5. 疼痛是本病常有的自觉症状，在皮疹出现之前或出现时发生，或轻或重，甚或疼痛难忍，灼痛如锥刺。本病所伴发的神经痛，给患者带来很大痛苦，其程度轻重往往随年龄而异，年龄越大，疼痛越厉害。

6. 此病愈后一般不易复发。极少数病人除有局限的带状疱疹外，全身皮肤还有散发的水痘样皮疹，称为泛发型带状疱疹，此种病人常同时患有自体免疫病、白血病、恶性肿瘤等。额部带状疱疹可发生眼部损害，极少数还可导致失明。另有极个别病人有肺炎、脑炎、脑膜炎等严重并发症，并可导致死亡。

二、临床图谱

男性背部带状疱疹

男性背部带状疱疹后遗症

男性腹部带状疱疹

男性面部带状疱疹后遗症
（肌肉萎缩）

男性下肢带状疱疹后遗症

男性胸部带状疱疹后遗症

男性腰部带状疱疹

男性腰部带状疱疹后遗症

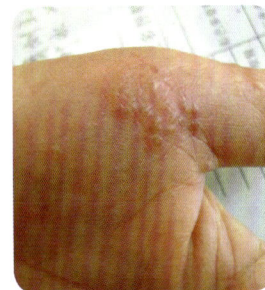

女性手部带状疱疹

三、治疗要点

1. 带状疱疹由带状疱疹病毒所致，本病毒有亲神经性，可长期潜居体内神经细胞中，遇到适当条件而发病。疲劳、感冒、肿瘤、某些药物等均可是发病诱因。

2. 本病迁延日久，常致气血凝结，津液消烁，故有灼热刺痛难忍之感。所以本病之后期，酌加甘寒救阴、通络止痛之品，实为上策。

3. 带状疱疹刺痛颇剧，一般止痛药只能暂止，但重镇药配通络之品，非但能迅速止痛，还能制止疱疹之扩大，此为通络镇痛法。笔者验方通络镇痛汤中的牡蛎、全虫即此意也。（见《施慧现代中医皮肤病总论》第136页。）

4. 全虫者，有解疮消肿除毒之功，又有息风止痛定痒之力。带状疱疹者，乃湿热毒邪为患，热偏盛者投清肝解毒汤，湿盛者用利湿解毒汤（见《施慧现代中医皮肤病总论》第136页。），大多获效。然而，往往有因湿热未尽，余毒未解，滞留经络，遗痛不止者。今取全虫入通络镇痛汤中，以剔解毒邪，毒解络通，故痛自止矣。

5. 治疗带状疱疹，也可注射维生素 B_1、维生素 B_{12}、板蓝根注射液、丙种球蛋白、转移因子及聚肌胞注射液，口服病毒灵，但这些药物的疗效均不确切。

四、治疗带状疱疹验方

建议在西医治疗的同时，服用下方。

内服方

郁金汤

生地黄 15 克，丹皮 6 克，龙胆草 6 克，地肤子 10 克，白鲜皮 10克，吴白芷 10 克，浙贝母 10 克，薏苡仁 30 克，绿豆 30 克，炒黄柏6 克，蒲公英 10 克，紫花地丁 10 克，连翘 10 克，金银花 6 克，炒苍术15克，炒山药20克，豆蔻10克，炒延胡索6克，郁金6克。

水煎服，一剂药服用2天，一天3次。

外用方

紫竭膏

紫草20克，血竭15克，乳香8克，没药8克，生大黄15克，生黄柏15克，生黄连12克，生地黄50克，冰片15克，朱砂10克。

用法：上药加适量凡士林熬制成膏药备用。每日擦1~2次。

龟头炎

龟头炎是指龟头包皮及其黏膜的炎症，又称龟头包皮炎，二者同时存在，则统称为龟头炎，是临床常见病症之一。

一、临床特征

根据病因及病理过程不同，临床表现有以下几种：

1. **急性浅表性龟头炎**：表现为水肿性红斑、糜烂、渗液和出血，感染后可有脓性分泌物或浅溃疡。

2. **环状溃烂性龟头炎**：在龟头和包皮发生红斑，逐渐扩大，呈环状或多环状，以后形成浅表溃疡，包皮过长或包皮垢过多继发感染而使症状加重，易失去环状特征，不易与急性浅表性龟头炎相鉴别。

3. **念珠菌性龟头炎**：由念珠菌感染引起，表现为红斑，表面光滑，周边有少许脱屑，周围散在小丘疱疹或小脓疱，急性期可糜烂、渗液。

4. **浆细胞性龟头炎**：又称假性增殖性红斑龟头炎或局限性浆细胞性龟头炎，临床表现与凯腊病或鲍温病增殖性红斑相同。多发于男性包皮内侧龟头或女性外阴黏膜，为单个或多个经久不退的限局性斑块，表面潮湿，有涂漆样光泽，有时可伴有糜烂或出血点，日久出现青石或赭石样色素沉着。组织切片可见表皮萎缩、真皮乳头内浆细胞形成浸润带和血管扩张。

5. **阿米巴性龟头炎**：由阿米巴原虫引起，临床上浸润、糜烂、溃疡和坏死较明显。

6. **云母状和角化性假上皮瘤性龟头炎**：皮疹浸润肥厚，局部角化过度，伴云母状痂皮，呈银白色。

7. **滴虫性龟头炎**：为暂时性轻度糜烂性龟头炎，伴有尿道炎，或不伴有尿道炎，早期龟头出现丘疹和红斑，逐渐扩大，境界清楚，在红斑上有针尖至粟米大的小水疱，逐渐融合，形成轻度糜烂面，在分泌物中可查到滴虫。

8. **外伤性龟头炎：** 多因事故致阴茎外伤，或性交外伤引起，阴茎皮肤破损，如疥疮引起轻重不一的龟头炎。

二、临床图谱

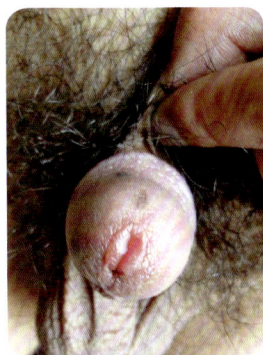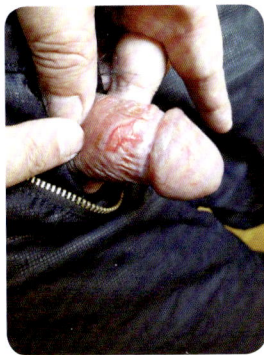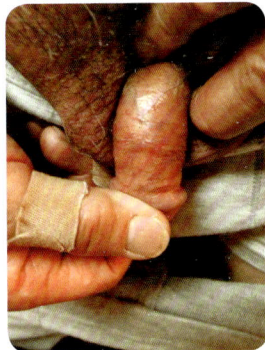

男性龟头炎 (1)　　　　　　男性龟头炎 (2)　　　　　　男性龟头炎 (3)

三、治疗要点

1. 寻找病因，对症处理。保持局部的清洁，避免各种刺激，包皮过长者应作环切术。

2. 局部治疗：糜烂渗出者或有脓性分泌物者选用 0.1% 雷夫奴尔溶液或 1∶8000 高锰酸钾溶液湿敷，干燥而有脱屑者外涂皮质类固醇激素软膏。

3. 病因治疗：病因明确者应予以特效药物治疗。如念珠菌性龟头炎可使用每克含 5 万~ 10 万 U 的制霉素菌霜、1% 克霉唑霜或每毫升含 0.5 ~ 1.0 毫克的克念菌素溶液局部外用。滴虫性龟头炎应用甲硝咪唑（灭滴灵）。

4. 如果配偶同时患有念珠菌性阴道炎或滴虫性阴道炎，必须同时治疗。感染发热或伴有腹股沟淋巴结肿大者，全身应用抗生素。

5. 保持局部清洁，避免刺激，明确病因者中西医治疗效果尚可，预后良好。

四、治疗龟头炎验方

内服方

栀子解毒汤

生地黄 15 克，丹皮 6 克，土茯苓 30 克，苦参 6 克，蒲公英 15 克，紫花地丁 15 克，白花蛇舌草 15 克，炒黄柏 6 克，天花粉 10 克，炒栀子 6 克，浙贝母 12 克，炒苍术 15 克，炒山药 15 克，砂仁 10 克，龙胆草 6 克，金银花 6 克，连翘 10 克，薏苡仁 30 克。

水煎服，一剂药服 2 天，一天 3 次。

外用方

上午擦夫西地酸乳膏。

下午擦黄柏散（见后"外用方"黄柏散）拌适量凡士林。

生殖器疱疹

　　生殖器疱疹是一种病毒性皮肤病，属于中医学中"热疮"的范畴。男子常发生在阴茎、包皮、龟头、冠状沟等处，女子可发生在阴唇、阴蒂或子宫颈口。由于性行为方式的改变，女性的乳房、乳头、乳晕处亦可发生疱疹。有的同性恋者的肛门周围、臀部也可发生疱疹。西医学认为，生殖器疱疹由单纯性疱疹病毒感染所致。病毒有两种类型：I型，主要侵犯口周和唇部；II型，主要侵犯生殖器局部的黏膜。病毒经由性活动而接触传播，导致生殖器发生病损。一般在接触后的2~10天发病，潜伏期时间不等，短则一周内，长的可达1个月，个别也有几个月或一年后才发病。

　　本病发病率正以每年15%的比率上升。据估计，美国已有2000万人患生殖器疱疹，每年大约增加5万新病人。85%原发性生殖器疱疹和98%复发患者与单纯疱疹病毒2型（HSV-2）有关，对未接触过HSV的人来说，这种病毒的传染性是很高的。Rawls氏统计，与男性患者接触的女性有80%会受到感染。

　　在中医学的古文献中，尚未查到类似本病的记载，时下称其为"阴疮""热疮"者有之。内有湿热，兼感时毒、热毒互结下注于二阴而发生殖器疱疹。

一、临床特征

　　初起有患处疼痛、红肿，原发损害为一或多个小而瘙痒的红丘疹，迅速变为水疱。水疱易破溃变为糜烂面，亦可形成溃疡，有时可继发感染，上覆灰黄色伪膜。如累及尿道，则常有排尿困难。累及直肠时可无自觉症状，或伴有瘙痒、排脓及里急后重感，一般均有腹股沟淋巴结肿大并有痛感。

　　发痛时及发病前夕可有全身症状，包括发热、全身不适，如发生脑膜炎则有头痛及颈项强直，在S2至S4节段出现感觉异常。

复发者全身症状较轻，每次发作时病程也较短，皮损约 10 天可消退。复发率极高，HSV-1 感染有 14% 复发，HSV-2 感染的复发率可达 60%。

二、临床图谱

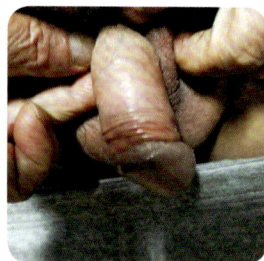

男性生殖器疱疹 (1)

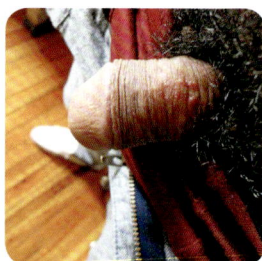

男性生殖器疱疹 (2)

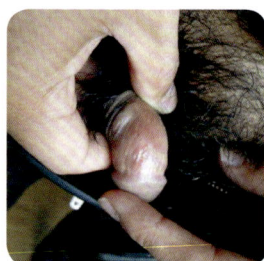

男性生殖器疱疹 (3)

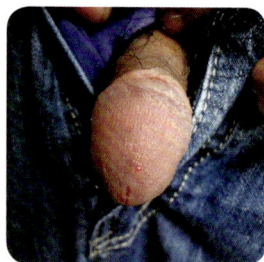

男性生殖器疱疹 (4)

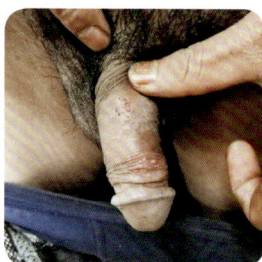

男性生殖器疱疹 (5)

三、治疗要点

1. 避免与生殖器疱疹患者发生性关系。

2. 避免与有口唇单纯疱疹的患者接吻与口淫。

3. 患有生殖器疱疹的孕妇如果有活动性损害，最好终止妊娠。

4. 对有生殖器疱疹病史的妊娠期妇女，如果单纯疱疹病毒 Ⅱ 型培养呈阳性，可以考虑接受剖腹产，以免新生儿感染。

5. 由于大部分复发性生殖器疱疹患者在复发初期有前驱症状，在此期使用 ACV 可产生部分或完全的保护作用。

6. 使用人的白细胞干扰素可预防三叉神经手术后 HSV 的激活。

7. 妊娠 3 个月内的孕妇患生殖器疱疹病可致胎儿异常、流产或死胎，即使胎儿能存活到出生时，也可发生先天性感染。除皮肤发生疱疹之外，还可有癫痫发作、肝脾肿大。如在分娩时通过产道感染或者羊膜早破而致逆行性感染可发生皮疹和全身败血症，肝、肺、骨髓及中枢神经系统等多个脏器受累。

8. 生殖器疱疹有自限性，病后 1~2 周可自行愈好。但极易复发，即使不重复感染，也可在抵抗力降低时复发，而且目前尚无根治此病的理想疗法。笔者用栀子解毒汤（见后"内服方"）治疗生殖器疱疹，近 5 年来治愈了很多患者，对于稳定患者的复发率有很好的疗效，笔者正在做进一步的临床观察和总结。

9. 预防生殖器疱疹病的主要措施和有效方法是大力提倡精神文明，增进身心健康，保持洁身自好。一旦因劳累、月经来潮、妊娠、患发热性传染病、胃肠功能紊乱等使身体抵抗力降低而患此病，应尽早到医院诊治。

四、治疗生殖器疱疹验方

内服方

栀子解毒汤

生地黄 15 克，丹皮 6 克，土茯苓 30 克，苦参 6 克，蒲公英 15 克，紫花地丁 15 克，白花蛇舌草 15 克，炒黄柏 6 克，天花粉 10 克，炒栀子 6 克，浙贝母 12 克，炒苍术 15 克，炒山药 15 克，砂仁 10 克，龙胆草 6 克，金银花 6 克，连翘 10 克，薏苡仁 30 克。

水煎服，一剂药服 2 天，一天 3 次。

外用方

上午擦夫西地酸乳膏。下午擦黄柏散拌适量凡士林。

尖锐湿疣

　　尖锐湿疣是一种多由性交引起的性传播疾病。本病为发生于皮肤黏膜交界处软性赘生物。这种疣经常发生在女性阴道口、阴道黏膜及子宫颈、男性尿道口、冠状沟、包皮内侧及肛周。女性患有此病时往往白带甚多。据有关单位的调查统计，当前我国性病以淋病发病率最高，占第一位，梅毒仅占5%左右。但是尖锐湿疣的发病率已明显增多，占性传播疾病的第二位，是当今重点防治的疾病。西医学认为本病是由于人乳头瘤病毒引起。中医古籍中对此病记述甚少，由于本病常见于男女外阴及肛门周围，故俗称为瘙瘊。

　　疣是发生于皮肤、黏膜上浅表的赘生物，中医学对疣的记载始见于《灵枢·经脉》，后人又称它为疣目、千日疮、枯筋箭。中医学对发生于肛门、生殖器部位的疣鲜有记载。由于肛门、生殖器处的疣有湿润、柔软、形色污秽、状如菜花的特点，故西医学称其为尖锐湿疣，民间称其为"菜花疮"。中医学将其归入"阴痒""阴疮"的范畴。前阴为肝经所络，此病乃肝经湿热下注，复感毒气，热毒蓄积于下，与气血相搏而为病。

一、临床特征

　　1. 有性乱史，潜伏期为1~12个月。

　　2. 患者多为青壮年，尤以16~25岁发病率最高。

　　3. 病变好发于男性的阴茎冠状沟、龟头、尿道口、阴茎系带；女性好发于大小阴唇、阴唇系带、子宫颈，其次为会阴、肛周、肛管等处。

　　4. 初起为单个、散在或密集的淡红色针头大小丘疹，或呈污灰色乳头状隆起，渐渐增多并融合成片或相互重叠生长，根部常有蒂，表面凸凹不平，湿润柔软，呈菜花样或鸡冠状。疣体巨大者往往被覆盖整个阴部。

　　5. 因阴道分泌物、白带或包皮覆盖浸渍于湿疣间隙而积有脓汁，有恶臭；甚至发生糜烂，形成溃疡。

　　6. 自觉微痒或痛，或因性交而见局部出血。

二、临床图谱

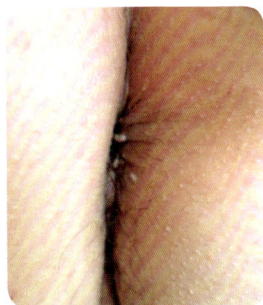

男性肛门尖锐湿疣

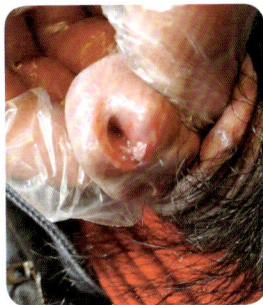

男性龟头尖锐湿疣（1）

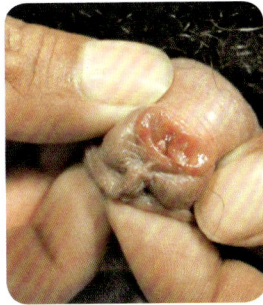

男性龟头尖锐湿疣（2）

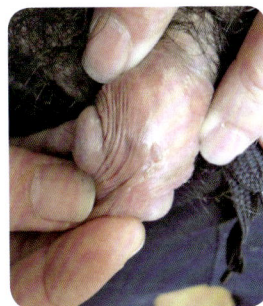

男性龟头尖锐湿疣（3）

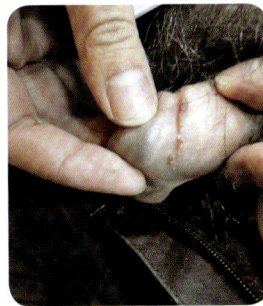

男性龟头尖锐湿疣（4）

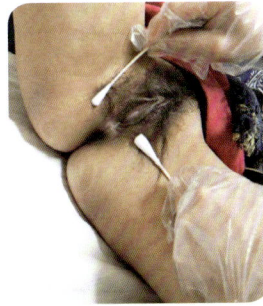

女性阴部尖锐湿疣

三、治疗要点

　　1. 尖锐湿疣的治疗方法较多，以局部用药最受欢迎。目前，国内外治疗尖锐湿疣多用外用药或激光、电灼、冷冻及手术切除等，但复发率很高。究其原因，可能与体内抗病毒功能低下有关，因此在治疗上应注意提高机体抗病毒免疫功能，以降低复发率。笔者常采用中西医结合治疗，可降低复发率，疗效卓越，随访 3 个月无复发病例，但能否完全消灭侵入体的人乳头瘤病毒（HPV），尚待进一步观察和深入研究。

2. 尖锐湿疣由尖锐湿疣病毒所致之好发于皮肤与黏膜交界处的尖头疣瘤状良性增殖。依据皮损情况，笔者认为本病为湿热下注、毒邪外侵，加之不洁性行为，致使湿热毒邪侵犯外阴及肛周，结聚而生疣赘。笔者自拟方药，取得了满意的临床疗效，扩大了治疗范畴。仪器消疣后，多因病灶内残存少量疣组织而较易复发，故术后加服中药牡蛎散以清热解毒，则可抑制疣物再生。

3. 原来尖锐湿疣和身体其他部位的疣，包括寻常疣、扁平疣等是同一类疾病，都是由一种非常微小的人乳头瘤病毒（HPV）所引起的，只是由于发生的部位不同，以及个体反应性的不同而产生不同的临床表现罢了。人乳头瘤病毒这种微小的病毒只侵犯人类，而对其他动物都不致病。一般通过直接接触而传染，外伤是引起病毒感染的一个重要因素。

4. 巨大尖锐湿疣是一种少见的局限性疣状的巨大肿瘤样损害，早期很像尖锐湿疣，生长迅速，好发于男性包皮过长而没有接受包皮环切术的男性包皮上，也可发生在肛周，并可侵犯女性阴道。它与尖锐湿疣的不同点是可侵犯深部组织，破坏性强，可产生与尿道沟通的瘘管，从中排出脓液和尿，有恶臭。对巨大尖锐湿疣，应争取及早治疗，可于局麻下手术切除，并送活检做组织病理检查。

5. 根据病因，如治疗白带过多或包皮过长等，保持好发部位干燥清洁。

6. 治疗性伴侣及配偶。

7. 杜绝不洁性交。

四、治疗尖锐湿疣验方

1. 在局部麻醉下用二氧化碳激光灼除，术后肌肉注射聚肌胞 2 毫克，每天 1 次，局部涂擦病毒唑粉及洁尔阴原液，每天 2 次。

2. 激光疣体消失后，用清热解毒化浊的中药防其复发。

牡蛎散

生牡蛎30克，赤芍10克，紫草6克，土茯苓30克，苦参6克，蒲公英10克，金银花6克，连翘10克，红花6克，川贝母10克，炒苍术15克，白花蛇舌草15克，木贼草15克，炒黄柏6克，炒山药20克，砂仁10克，生地黄15克，丹皮6克。

水煎服，一剂药服2天，一天3次，15剂为一个疗程。

3. 可用20%足叶草脂酊，外涂患部，每周1次，直至痊愈。

脓疱疮

脓疱疮是一种常见的化脓性皮肤病，由金黄色葡萄球菌或溶血性链球菌引起，或两者混合感染，俗称黄水疮。初起皮肤出现小片红斑，很快发展成为浅表水疱，继则逐渐混浊而成脓疱，破后渗出黄色分泌物，故名黄水疮。此症多发于夏、秋季，以儿童为多见，系因肺胃蕴热、外受湿毒而致。临床上有浅脓疱疮、深脓疱疮、新生儿脓疱疮等数种。

一、临床特征

1. 常发生于炎热季节，多见于儿童，发病前常有接触传染史或因先有瘙痒性皮肤病（痱子、湿疹、丘疹性荨麻疹等）继发感染引起。

2. 皮损好发于颜面，尤其是鼻、口周围，鼻前庭常呈炎性糜烂，有脓涕或黄痂。耳壳及四肢暴露部位亦较常见，也可蔓延全身。皮疹瘙痒，病儿常因搔抓而使皮损扩展蔓延，新皮疹不断发生，致使疾病缠绵不愈。

3. 皮疹常突然发生，皮疹初为米粒大散在性红斑，并迅速变成水疱，以后水疱增大，在1~2天内变成黄豆大或更大的脓疱，边缘有明显的薄而松弛的疱壁，易破。临床上常见到大疱与脓痂性的皮疹。

4. 本病一般无全身症状，有的皮疹附近淋巴结肿大有压痛，有的并发淋巴管炎、丹毒、蜂窝织炎、毛囊炎、疖病等。皮疹广泛者可有畏寒、发热等全身症状，少数病人可并发急性肾炎。

二、临床图谱

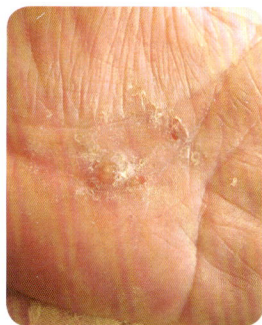

男性手部脓疱疮

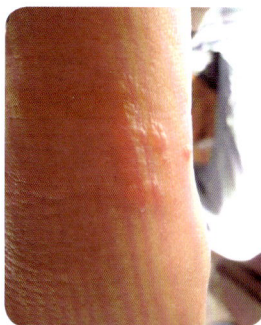

男性上肢脓疱疮 (1)

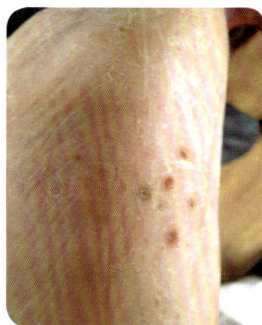

男性上肢脓疱疮 (2)

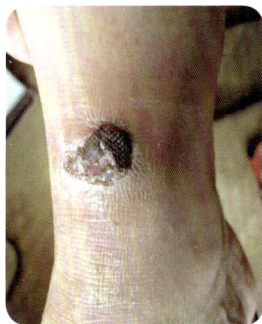

男性下肢脓疱疮 (1)

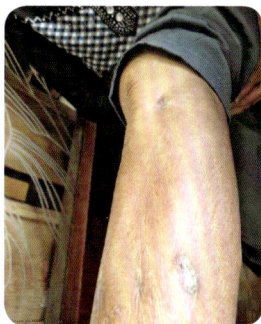

男性下肢脓疱疮 (2)

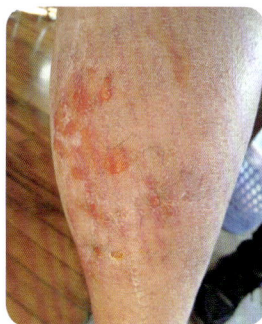

男性下肢脓疱疮 (3)

三、治疗要点

1. 本病的发作及散播皆较急，病人常有本病接触史，有的病儿发病前有痱子、虫咬皮炎或湿疹等病史，有的则有鼻前庭炎、中耳炎等慢性病灶。其家庭成员中也常有脓皮病病人，有的病人被误诊为湿疹而误用强的松类药物以致恶化的病史。

2. 局部灭菌是最重要的手段，应先用碘酊将皮疹周围消毒干净，然后挑破脓疱，除去污痂，涂以消炎防菌药物，如加味金黄散、青黛三黄散。(系施慧验方，见《施慧现代中医皮肤病总论》第315页。）

3. 不可用易过敏的药物，如含青霉素或磺胺类药物的软膏。龙胆紫或红汞溶液虽可有效，但常被渗液稀释而效力不大。小面积的脓疱病涂擦紫草油，即可迅速痊愈。

4. 如有淋巴管炎、淋巴结炎或有发热等全身症状者，可口服或注射抗生素类药物，如青霉素、链霉素、螺旋霉素等，体内的其他化脓病灶也应同时治疗。

5. 此病之防护应注意以下几点：

（1）夏、秋季节暑湿邪盛，宜保持皮肤清洁和干燥，可减少发病。若有湿疹皮肤瘙痒时，应及时给予清洁和治疗，以免抓破摩擦而引起本病。

（2）患者应及时隔离和治疗，并及时消毒处理患者接触过的衣物、用具。

（3）预防可用银花10克，生苡仁、绿豆各15克，煎水代茶，每天1剂，连服数日。

（4）禁食鱼腥发物和用手搔抓。

四、治疗脓疱疮验方

内服方

苦参汤（见后"内服方"）加减，一剂药2天，一天3次。

外用方

上午擦黄柏散（见后"外用方"）拌凡士林，晚上擦夫西地酸乳膏或那氟沙星软膏。

脱 发

　　脱发古代或称"油风"，或为"谢顶"，或叫"发蛀脱发"。西医学则称其为"斑秃""早年秃发"和"脂溢性脱发"。引起脱发之原因很多，有先天性或后天性的因素。有的是因为头皮的某些疾病（如黄癣、水痘、痈、疖等）后遗瘢痕而导致头发不生，有时全身性疾病（如猩红热、伤寒、产后大出血、急性热病后等）也可引起脱发；有时长期服药（如砷剂、白血宁、环磷酰胺等）也可以引起脱发；还有青壮年男子好发早秃，俗称"谢顶"；或表现为突然发生于头部的无炎症性的局限性脱发，为"油风"；以及体弱婴幼儿，因枕头摩擦所引起的"环秃"。治疗时需分清病因，根据临床特点辨证论治。

　　由于对毛发的生长及其色素改变的生理、病理特点迄今所知甚少，病因尚不明了，故西医学认为可能与精神神经因素、内分泌障碍和头皮部压迫等有关。

一、临床特征

　　脱发一般可分三型：

（一）斑秃

　　头发突然脱落，常在一宿之间，成片成块掉落，脱发处光亮如镜，不留发根。甚者眉毛、胡须、腋毛、耻毛，甚至毳毛均可脱落。无炎症、无自觉症状，大部患者可以自愈，春夏常可复发，病程可持续数月、数年之久，多发于青壮年。

（二）早秃

　　这是指未到脱发年龄之青壮年男子头发稀疏脱发，主要是头角与前额部头发脱落变稀，严重者头顶也可脱发。

（三）脂溢性脱发

常见于青壮年男子，表现为头皮油腻，如涂膏脂，或头皮多屑，有明显瘙痒，日久则前额及头顶部头发稀疏变细，以致脱落秃顶。

（四）毛囊炎性脱发

其他脱发症尚有老年性脱发、继发性脱发，兹不赘述。

二、临床图谱

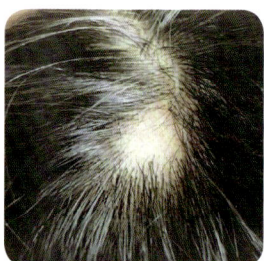

斑秃 (1)　　　斑秃 (2)　　　斑秃 (3)

斑秃 (4)　　　斑秃 (5)　　　斑秃 (6)

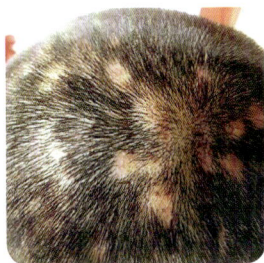

毛囊炎性脱发 (1)

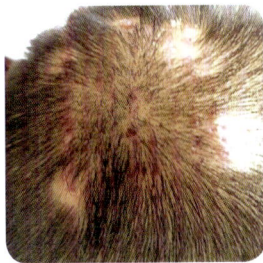

毛囊炎性脱发 (2)

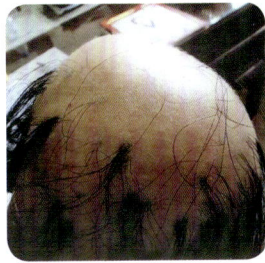

全秃

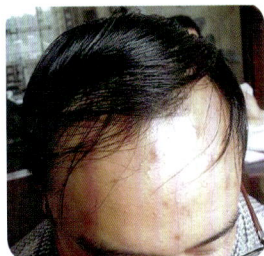

脂溢性脱发 (1)

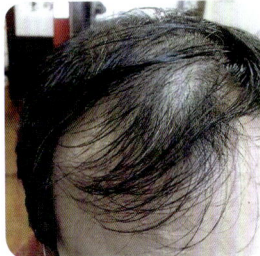

脂溢性脱发 (2)

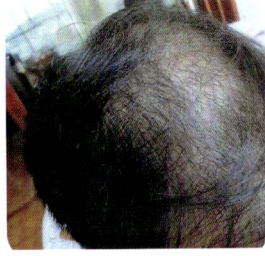

脂溢性脱发 (3)

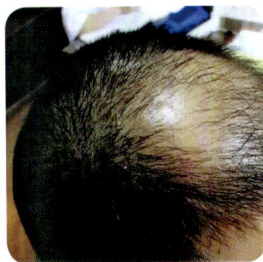

脂溢性脱发 (4)

三、治疗要点

1. 临证之中，头发色泽之变化，可作辨证之参考。若中老年人出现白发，则肾气已虚，精血不能荣润；若青少年过早出现白发，常因忧愁思虑，血热内蕴，发失所养；若发色枯黄，多为肾气不足，精血亏损或久病失养；

若颞部出现成片灰发，多因先天不足或后天失养，精血不能上华于发；若头发呈红色或红褐色，则有砷、铅中毒之可能。

2. 临床上，要注意鉴别继发性脱发的类型，如黄癣、红斑性狼疮、硬皮病、头皮慢性脓肿、秃发性痤疮、传染性湿疹样皮炎与疖、痈等，均可引起瘢痕性脱发；二期梅毒可有点状脱发。

3. 对继发性秃发主要是治疗其原发疾病，对非瘢痕性秃发，除按照作者所分四型治疗外，可常服生发丸或神应养真丸、当归丸等补血益肾之中药。

4. 临床上，发现斑秃患者中血瘀证颇为常见，血瘀证斑秃病人多有外伤、手术、脑震荡、癫痫、月经异常等病史；体征方面多有舌质发紫、面部色素沉着、皮肤粗糙呈鱼鳞状、毛发突然枯黄或脱落等。此类患者宜活血化瘀之品加入应证方药中，以改善局部血液循环，促进毛发生长，如生发丸的运用值得进一步研究。

5. 西医治疗此症，可用镇静安眠药物缓解病人精神神经症状，特别是对该病恐惧不安的病人，应解除其思想顾虑。精神抑郁比较严重的病人，可交替使用兴奋剂与镇静剂。全秃与病情进行较快的病人，可用可的松类激素控制。

6. 治疗中应忌食辛辣、酒酪，忌用碱性肥皂洗头，平时应和顺七情，切忌烦恼焦虑，情志失常。生活要有规律，注意劳逸结合。

四、治疗脱发验方

内服方

桑椹汤

熟地黄 18 克，菟丝子 15 克，白蒺藜 10 克，枸杞 18 克，炙甘草 6 克，菊花 6 克，桑椹子 15 克，炙黄精 15 克，刺蒺藜 10 克，炒苍术 15 克，炒山药 20 克，豆蔻 10 克，豨莶草 15 克，陈木瓜 10 克，炙首乌 15 克，补骨脂 15 克，黑芝麻 15 克。

水煎服，1 剂药服 2 天，一天 3 次。

生发丸

熟地黄18克，生首乌15克，当归15克，生地黄15克，阿胶15克，炙黄芪30克，白芍10克，枸杞18克，菟丝子15克，旱莲草15克，黑芝麻14克，补骨脂10克，桑椹子10克，党参15克，桂圆肉10克，红枣11枚，五味子10克，羌活10克，木瓜10克，炙甘草6克，菊花6克，砂仁10克，炒红花10克，白蒺藜10克，紫河车15克。

上药共研细末，炼蜜为丸，每丸重10克，早、晚各1丸，温开水吞服。

外用方

参芪生发酊

骨碎补30克，生侧柏叶30克，生首乌30克，丹参、黄芪、红参、当归、菟丝子各15克，吴白芷、百部、鹿茸皮各10克，僵蚕、红花、生姜各5克。

上药研为粗粉后，浸于1000毫升的75%酒精中，浸泡7天，过滤后贮瓶备用。用棉签蘸药酊擦于患处，早、晚各1次。

菖蒲散

石菖蒲10克，生艾叶6克，当归15克，苦参6克，菊花6克，防风10克，藁本10克，荆芥6克，蔓荆子10克，薄荷6克。

上药煎汤，用小毛巾擦洗患部，每天1次，1剂药连用2~3天。此外洗方主要用于新发已生长而头皮瘙痒者。

荨麻疹

　　荨麻疹是一种常见的过敏性皮肤病，主要皮损表现为水肿性片块炎症，奇痒。中医学称为风疹块、风瘾疹，俗称"鬼饭疙瘩"。《医宗金鉴》云："由汗出受风，或露卧乘凉，风邪多中表虚之人，初起皮肤作痒，次发扁疙瘩，形如豆瓣，堆累成片。"这指出了风邪是本病的主要病因，而瘙痒是其主要症状，或为七情内伤，阴阳失调，复感风邪而发；或为素体阴亏，阴虚生热，也可血虚生风；或为风寒之邪客于肌肤腠理，则风瘙瘾疹峰起。此病初发多属实证，延久则由实转虚。中医学辨证分型，大抵可分风热、风寒、风湿、脾胃、血虚，以及寄生虫引发等类型。一般急性期多见风热、风湿两型，投以疏风清热或祛风胜湿之法，易于收效。至于慢性荨麻疹，有虚实寒热，内风、外风之错杂。多顽固难愈，必须仔细审证求因，遂能诊治。

一、临床特征

（一）急性荨麻疹

　　起病突然，全身泛发大小不一的风团样扁平皮疹，稍高于皮面，呈红色和粉红色，搔抓后皮肤迅即潮红水肿或成块，或成片，此起彼消，奇痒。常伴发热、恶寒、腹疼、呕吐、烦躁等全身症状，重则局部浮肿。一般发烧在38℃～39℃，舌苔薄白或薄黄，脉浮或滑数。

（二）慢性荨麻疹

　　发病较缓，皮疹初为局限性的粉红色扁平皮疹，时轻时重，十分刺痒，持续1～2个月以上者，为慢性荨麻疹，有的可经年累月不愈，往往白天较轻，夜晚较重，病人可因长期瘙痒而失眠，常伴有神经衰弱、消瘦、易激动、消化不良等症状。有的病人划痕症阳性，有的病人对寒冷有过敏反应，叫冷性荨麻疹。

二、临床图谱

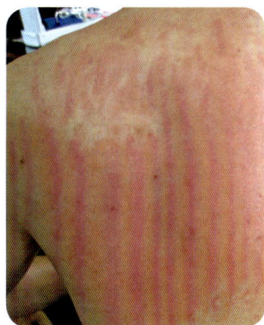
男性背部荨麻疹

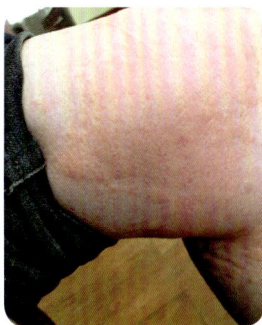
男性大腿内侧急性荨麻疹

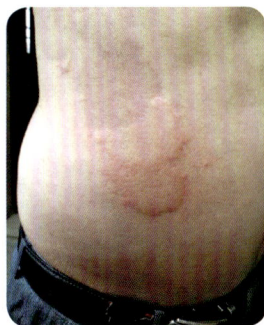
男性腹部荨麻疹

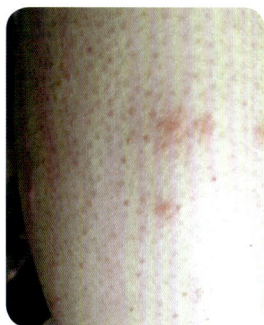
男性上肢丘疹性荨麻疹

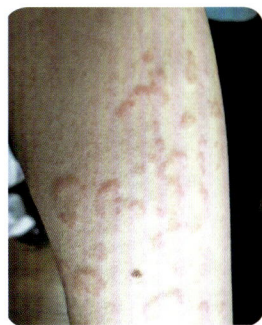
男性上肢荨麻疹 (1)

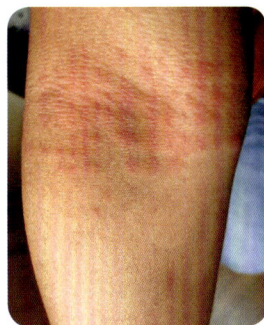
男性上肢荨麻疹 (2)

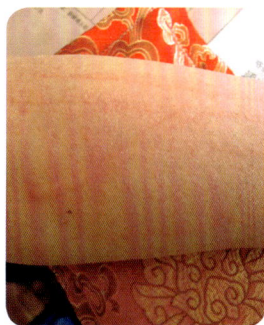
男性手臂划痕症

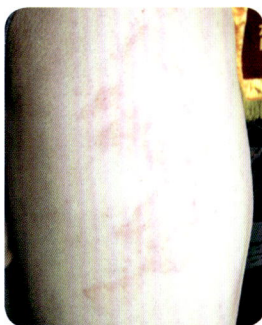
男性手臂荨麻疹

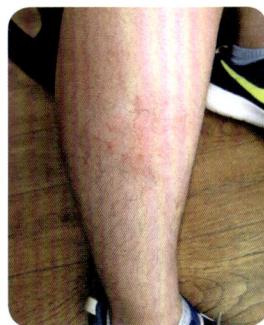
男性腿部荨麻疹

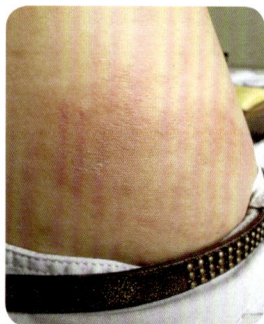

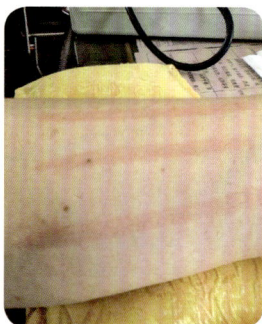

男性腰部荨麻疹　　　　　　女性手臂划痕症　　　　　　女性下肢荨麻疹

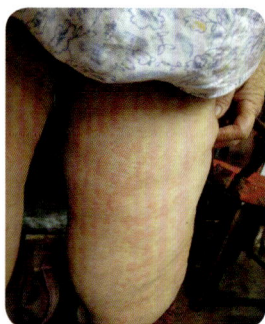

三、治疗要点

1. 本病为过敏性疾病，过敏原比较复杂，故辨证时往往寒热并呈，寒热之中又兼虚实，临证时应详辨细审，才能收到较满意的效果。

2. 治疗急性荨麻疹，首先应除去病因，尽量找到致病因素；慢性荨麻疹，久病伤阴伤气，故遇劳、遇寒、遇热即发，故应扶正祛邪，以图缓治。

3. 荨麻疹病位在气分还是血分？根据临床表现及预后转归，笔者认为以病在气分为主，治疗当重用气分药，视病情可酌佐一二味血分药，如丹皮、赤芍、王不留行等，以助风团消散。

4. 慢性荨麻疹经久未愈，若出现肝木风动之象，宜于祛风止痒药中加入生赭石、生龙骨、生牡蛎、白芍等镇肝息风药，效果尤著。

5. 按现代药理学分析，荆芥、防风、地肤子、蝉蜕、白鲜皮等，均有较好的脱敏作用，故在各型方剂中均可加上述药物。

6. 消化不良是诱发本病的重要原因之一，故治疗时，在祛风脱敏的同时，应注意消食导滞，特别是小儿常见的丘疹性荨麻疹。

7. 本病在临床上虽能治愈，但控制复发问题尚需进一步探讨，故临床上虽经治愈，已无皮疹新生者，但为防其复发，仍应续服数剂，以资巩固。

8. 治疗期间对饮食方面的禁忌仍是重要的一环。饮食应清淡，忌鱼、虾、蟹、公鸡、猪头肉、芫荽、辣椒、酒等腥荤发物，并注意避免接触花粉，防止昆虫蜇咬。

四、治疗荨麻疹验方

内服方

地丁汤

蒲公英 10 克，紫花地丁 10 克，连翘 10 克，金银花 6 克，生地黄 15 克，丹皮 6 克，白鲜皮 10 克，地肤子 10 克，防风 10 克，乌梢蛇 15 克，蝉蜕 6 克，炒黄柏 6 克，炒苍术 15 克，炒山药 20 克，豆蔻 10 克，苦参 6 克，土茯苓 30 克，刺蒺藜 10 克。

水煎服，一剂药服用 2 天，一天 3 次。

外用方

黛柏除湿软膏

青黛 5g，生黄柏 15g，炒吴茱萸 6g，石膏 15g，滑石 15g，广蛇床 15g，百部 15g，紫草 6g，苦参 5g，冰片 8g，硼砂 10g。

制法：上药共研细末，加入凡士林适量调成膏状，痒时涂擦患处。

用法：上午擦卤米松，下午擦黛柏除湿软膏。

神经性皮炎

神经性皮炎是一种慢性皮肤神经功能障碍性皮肤病，中医学称之为牛皮癣，因其皮损状如牛领之皮，厚而且坚，因此得名。好发于颈、肘、腘骶部，常对称分布，有剧烈瘙痒，抓后呈丘疹状，日久皮肤呈苔藓样变，又名干癣、顽癣、摄领疮。或因风热，或因血虚，或肌肤失养，或七情内伤，或因心火亢盛，但多以内湿为主，如遇情绪波动，郁闷急躁，则病情加重，此病反复发作，迁延难治。

一、临床特征

本病多见于成年人，发病不分性别和季节。患部先有阵发性剧烈痒感，不断搔抓后出现肤色或淡褐色的圆形或多角形丘疹，表面光滑或覆有少量极细鳞屑，密集成群，可散在，但多数逐渐融合成片，日久形成典型的苔藓样变，皮肤粗糙，纹理加深，境界明显，边缘清楚。有阵发性奇痒，入夜更甚，搔之不知痛楚。局限型好发于颈项部二侧；泛发型好发于头部、四肢、肩及腰部等处。

二、临床图谱

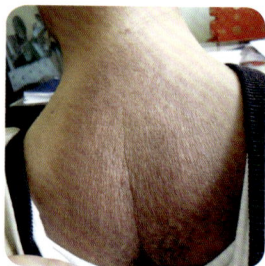

男性背部神经性皮炎

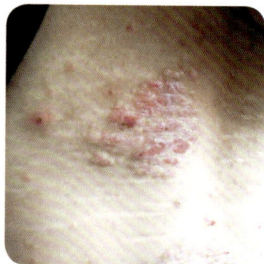

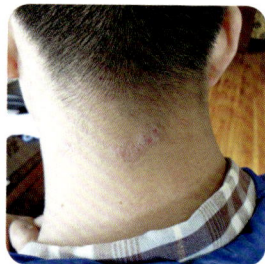

男性癫部神经性皮炎

男性颈部神经性皮炎 (1)

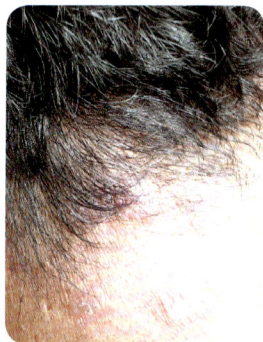

男性颈部神经性皮炎 (2)

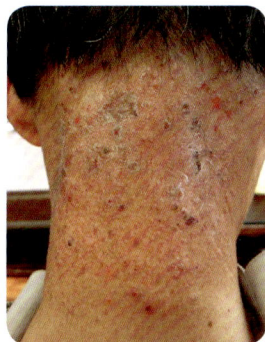

男性颈部神经性皮炎 (3)

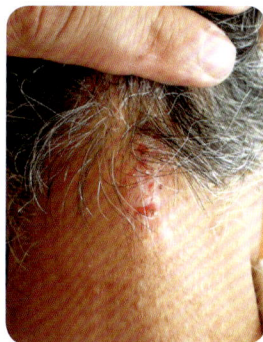

男性颈部神经性皮炎 (4)

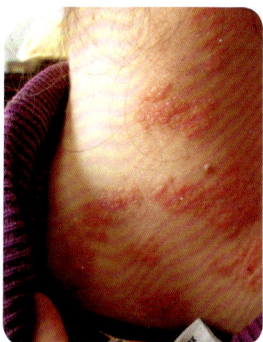

男性颈部神经性皮炎 (5)

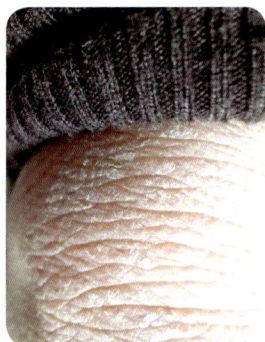

男性上肢神经性皮炎

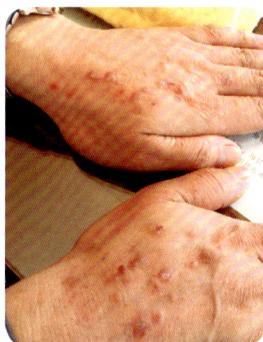

男性手背对称性神经性皮炎

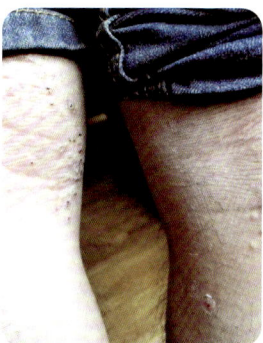

男性双脚对称性神经性皮
炎 (1)

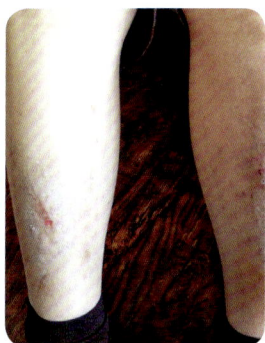

男性双脚对称性神经性皮
炎 (2)

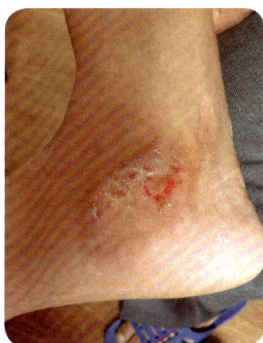

男性下肢神经性皮炎

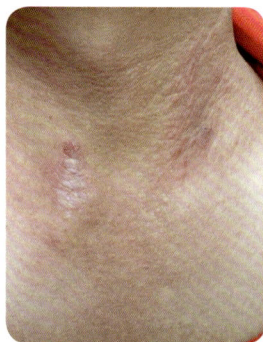

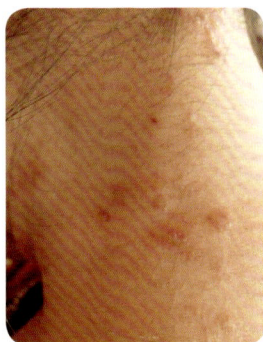

男性胸部神经性皮炎　　　女性腹部神经性皮炎　　　女性颈部神经性皮炎

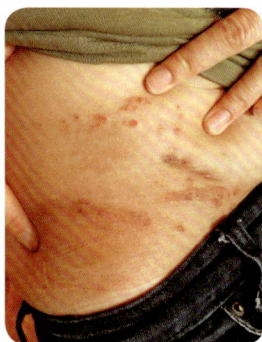

三、治疗要点

1. 对于神经性皮炎患者的精神治疗十分重要，不要过分疲劳，避免忧虑、恐惧，并可于应证祛风凉血止痒药中选加首乌、菖蒲、夜交藤、黄精等，这类药除了具有平肝养心安神的作用外，现代病理学分析表明有的药物还有抑制皮肤真菌的作用，可对症治疗。

2. 神经性皮炎病因较为复杂，中医学认为与风、湿、热三邪有关。西医学则认为局限性神经性皮炎多与神经情绪有关；多发性神经性皮炎则与过敏有关，且内外敏感因素均可造成；至于弥漫性神经性皮炎，病情复杂，迄今仍属难治之症。

3. 治疗神经性皮炎，许多非特异性疗法，如封闭疗法、营养支持疗法、耳针疗法、针刺疗法等均可酌情选用。另外，维生素 B_{12} 注射液能加速神经功能的恢复，对各种神经炎有辅助治疗的作用。

4. 为了减少病人搔抓，阻断因长期搔抓等不良刺激而形成条件反射，可以采取保护疗法。笔者使用经验方黛柏除湿软膏（见后"外用方"），嘱患者敷上药膏，用纱布盖上，再用胶布固定，即此意。

5. 应注意消除发病因素，避免搔抓、摩擦及热水肥皂烫洗等局部刺激。忌饮酒、喝浓茶及吃辛辣动风的羊肉、鱼虾等食物。

四、治疗神经性皮炎验方

内服方

地丁汤

蒲公英10克，紫花地丁10克，连翘10克，金银花6克，生地黄15克，丹皮6克，白鲜皮10克，地肤子10克，防风10克，乌梢蛇15克，蝉蜕6克，炒黄柏6克，炒苍术15克，炒山药20克，豆蔻10克，苦参6克，土茯苓30克，刺蒺藜10克。

水煎服，1剂药服用2天，一天3次。

外用方

上午擦艾洛松，下午擦黛柏除湿软膏。

黛柏除湿软膏

青黛5克，生黄柏15克，炒吴茱萸6克，石膏15克，滑石15克，广蛇床15克，百部15克，紫草6克，苦参5克，冰片8克，硼砂10克。

银屑病

银屑病中医学称之为"白疕风"，又名"松皮癣""牛皮癣""白壳疮"。由血热风燥或情志内伤而致，在皮肤红斑上反复出现银白色干燥鳞屑的慢性皮肤病，搔之屑落。其发病机制为脾肺湿热，外感风湿热邪，蕴阻于肌肤，郁久化热生燥所致；或因情志内伤，气机壅滞，郁久化火，毒热伏于营血，致经脉阻滞，气血凝结，肌肤失养，故不断产生鳞屑而发病。此病时轻时重，不易根治。

一、临床特征

本病初起时皮肤上有边缘明显、大小不等的红白色斑片，或形如疹疥，继则上覆多层银白色鳞屑，鳞屑刮除后，露出光红皮面和小出血点，并伴有轻重不同程度的发痒。好发于四肢伸侧及头皮，但也可以波及其他部位，呈对称性分布。夏季可能减轻或消失，冬季加重或复发。本病临床上分为四型：

（一）寻常型银屑病

本型最为多见，约占本病之 95% 以上。好发于壮年，皮疹多发于头皮与四肢伸侧，尤为肘膝与骶部。基本皮损为红斑和银白色鳞屑，有点滴状、钱币状等多种形态，皮疹边缘清楚。少数病人的指、趾甲可出现增厚及其表面呈顶针箍上的点状凹坑样改变。

（二）脓疱型银屑病

临床上较为少见而病情严重，常有全身症状，以红斑基底上散布多数小米大的无菌性脓疱为特征。

（三）红皮症型银屑病

本型病情较为严重，且不多见。全身皮肤发红，大量脱屑，皮肤因炎症浸润而肥厚或肿胀，皱折部位湿润，指、趾甲增厚呈污黄色，有时脱落，患者常有发热等全身不适症状。

（四）关节型银屑病

本型较为少见，常与红皮症型或脓疱型并发。关节损害以侵犯小关节与四肢关节而类似类风湿性关节炎为特征，常有发热、血沉加快、白细胞增多，常并发肺炎、全身感染而致死。

二、临床图谱

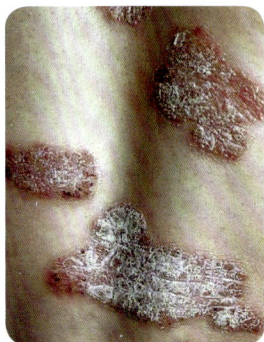
背部银屑病

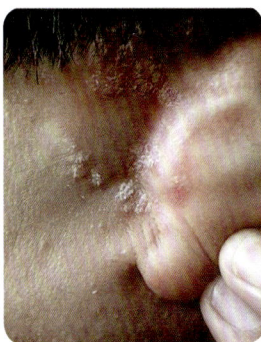
耳部银屑病（1）

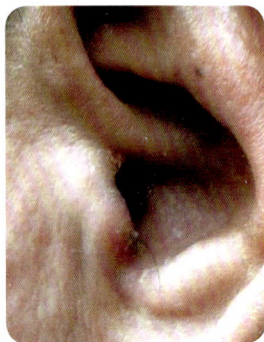
耳部银屑病（2）

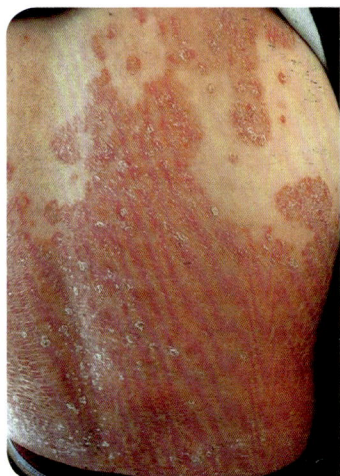
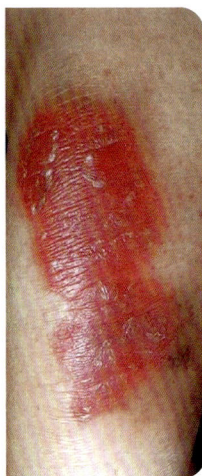
红皮症型银屑病

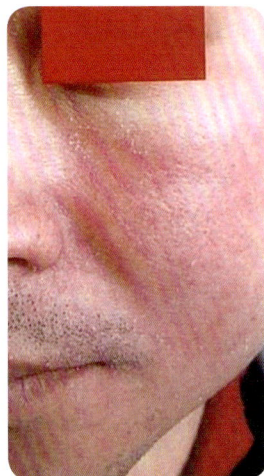
面部银屑病

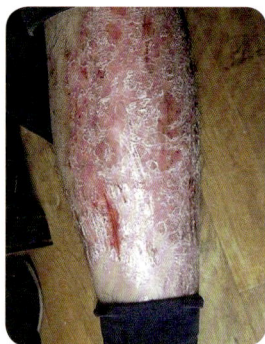

脓疱型银屑病

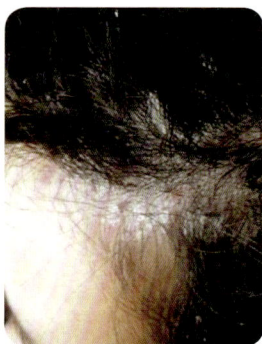

头部银屑病 (1)

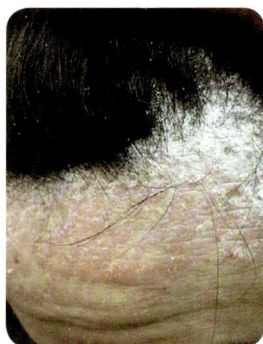

头部银屑病 (2)

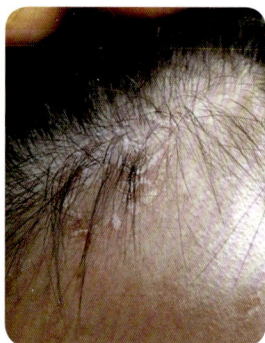

头部银屑病 (3)

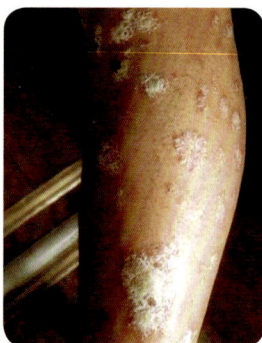

寻常型银屑病 (1)

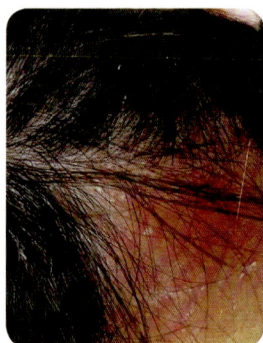

寻常型银屑病 (2)

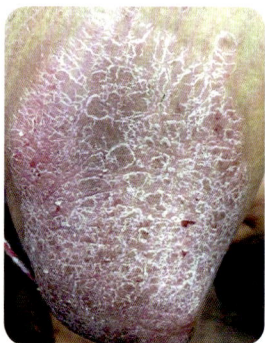

寻常型银屑病 (3)

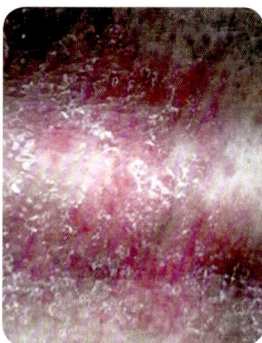

寻常型银屑病 (4)

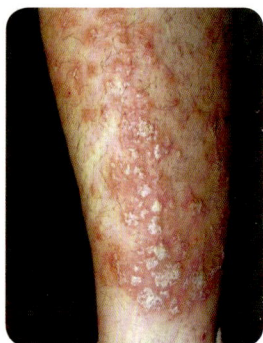

寻常型银屑病 (5)

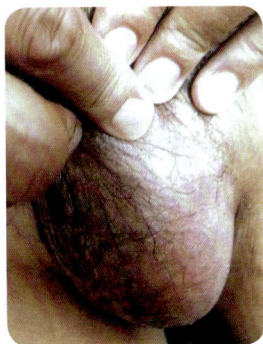

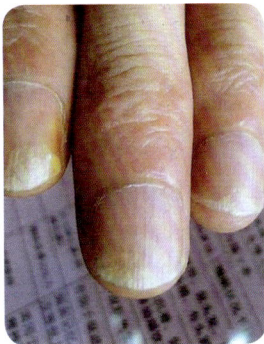

阴囊部银屑病　　　　　指甲部银屑病（1）　　　　指甲部银屑病（2）

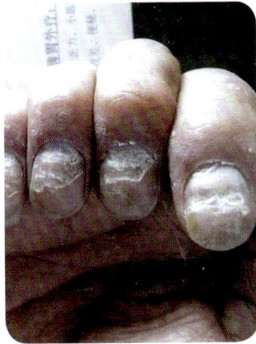

三、治疗要点

1. 银屑病急性发作者，常有明显的诱因，如发病前有外感发热、扁桃体炎史、预防注射史、雨淋、外伤或精神刺激等。若银屑病屡发次数与扁桃体炎有明显联系，则可考虑行扁桃体切除术。

2. 银屑病首次发病常在青少年中。部分病人有家族史，多数病人有反复缓解与加重的过程，缓解期长短不一，个别病人可演变成急性期脓疱型或红皮型银屑病，而且有的病人还可痊愈 30 年后复发。

3. 初期和急性进行期的银屑病，不宜用过分刺激和复杂的疗法，宜用简单温和的疗法，并注意患者的精神状态，消除对该病的恐惧和忧虑，增强治愈的信心。故许多小儿病人能迅速治愈，可能与精神负担较轻有关。

4. 由于本病鳞屑生长迅速，故内服和外用抗肿瘤药物对银屑病虽有一定疗效，但会产生毒性反应，药前及用药期间要定期查肝、肾功能和白细胞计数等，且停药后易复发，故应慎重使用，常用药物有白血宁、氨甲蝶呤（MIX）、乙双吗啉等。

5. 临床观察表明：在具有杀菌、抑菌及抗病毒作用的清热解毒药中重用活血化瘀之品，可调节机体反应性，改善血液循环，直接或间接起到抗炎的效果，若配合外用保护性软膏，可获得较好疗效，且复发率低。

6. 关于外用药的治疗，急性期不宜用刺激性很强的药物，以免激发红皮病。静止期可涂作用较强的药物，但应从低浓度开始。用前最好用水或肥皂洗浴，以除去鳞屑，增强疗效。

7. 急性期应忌食腥发食物，尤其是鱼虾海味，辛辣酒酪，羊肉，多吃蔬菜水果。避免物理性、化学性物质和药物的刺激，防止外伤，切忌滥用药物，洗浴时水不宜过凉过热，且忌烫洗。

四、治疗银屑病验方

内服方

紫草汤

生地黄15克，丹皮6克，紫草6克，金银花6克，蒲公英10克，紫花地丁10克，赤芍10克，丹参10克，地肤子10克，白鲜皮10克，白花蛇舌草15克，土茯苓30克，生首乌15克，炒苍术15克，炒山药20克，豆蔻10克，乌梢蛇16克，连翘10克。

水煎服，一剂药服2天，一天3次，1个月为一个疗程。

外用方

上午擦卤米松乳膏或卡泊三醇软膏，晚上擦黛柏除湿软膏（见后"外用方"）。

湿 疹

　　湿疹为皮肤科常见多发病，以红斑、丘疹、水疱、渗出、糜烂、瘙痒和反复发作为特征，皮损往往呈对称性分布。中医文献虽无"湿疹"之名，然按其症状，及所生部位不同而名称各异。如泛发于全身、浸淫遍体的叫浸淫疮；身起红粟，搔痒出血的叫血风疮；局限一处，发于耳边的叫旋耳疮；生于肘膝腋窝者，名为四弯风；发于阴囊初起为胞漏疮，日久称肾囊风；婴儿湿疹者，又称胎癣或奶癣。诸如此类，名目繁多。然其病因皆为湿毒凝聚，外受风袭。故凡属瘙痒流滋水者，统以"湿疹"名之。

一、临床特征

（一）泛发性湿疹

　　往往因下腿湿疹渐渐加重而泛发全身，可见散在粟粒样稍有渗水的红色丘疱疹，或见成片红斑、丘疹及集簇的丘疱疹，渗水糜烂，搔痕结痂，瘙痒无度，以四肢为重，多呈对称性或弥漫性损害。脉滑，苔白或腻。

（二）钱币状湿疹

　　全身可见散在钱币状集簇的丘疱疹，往往表现为亚急性红肿丘疹，渗出糜烂结痂性片块，剧痒，搔痕累累，皮损顽固，多发生在四肢伸侧，脉细滑，舌淡苔净。

（三）婴儿湿疹

　　轻者往往在头面部有散在几片皮炎，重者可遍布头面，甚至四肢、躯干，皮疹多为散在红斑、丘疹、水疱，重者糜烂、渗出、结痂。病儿有剧痒，严重时可昼夜啼哭，烦躁不安。

（四）脂溢性湿疹

　　多发于皮脂分泌多的部位，如头、面、颈项、胸腋等处，可见大片潮红、浸润、瘙痒、脱屑、血痂，有的患者还覆盖有细薄鳞屑。脉弦滑，舌红苔薄。

（五）局限性湿疹

这类湿疹往往对称发生，损害局限某一部位，可见有下腿湿疹、阴囊湿疹、屈侧湿疹等。

1. **下腿湿疹**：多因下肢静脉曲张，血液回流欠佳所致，可见红斑、丘疹、水疱、渗出糜烂性片块，或呈皮肤肥厚，色素沉着等鳞屑性苔藓样改变的片块。

2. **阴囊湿疹**：阴囊瘙痒难忍，急性发作，或红肿糜烂，痛痒交作，步履不便。日久不愈，则皮肤粗糙脱屑。舌苔薄腻，脉滑数或细滑。

3. **屈侧湿疹**：肘膝关节屈侧有瘙痒性丘疹，渗出结痂或苔藓化皮疹，剧痒，时轻时重，迁延难愈，或伴口干、便秘、脉滑等症。

二、临床图谱

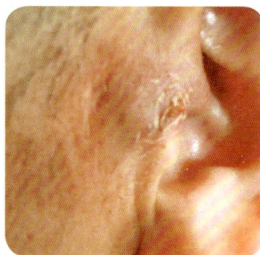

男性耳部湿疹

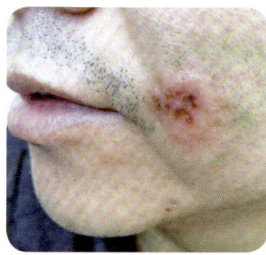

男性面部湿疹

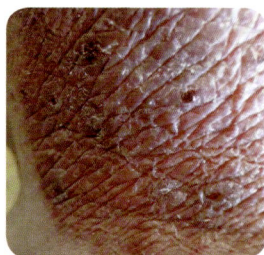

男性背部湿疹

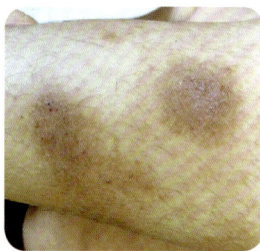

男性上肢湿疹

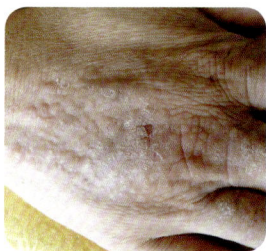

男性手背湿疹（1）

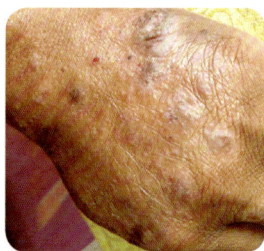

男性手背湿疹（2）

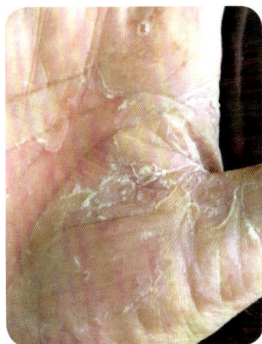

男性手掌湿疹 (1)

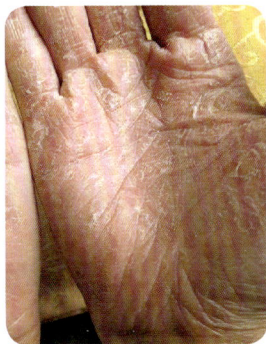

男性手掌湿疹 (2)

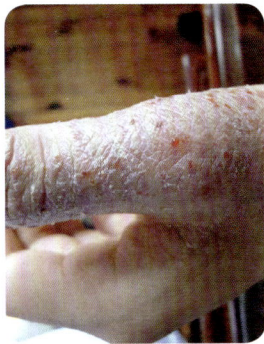

男性手指湿疹

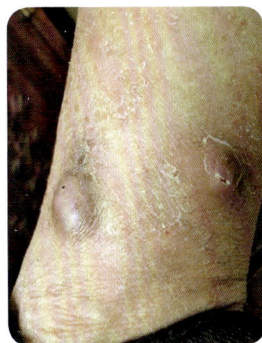

男性糖尿病伴发湿疹

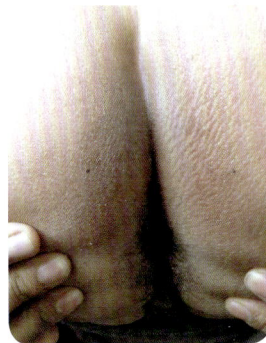

男性肛门湿疹

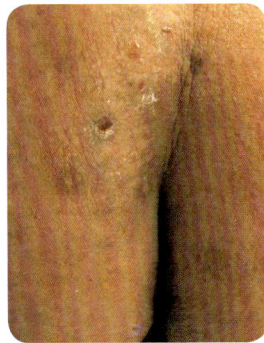

男性臀部湿疹 (1)

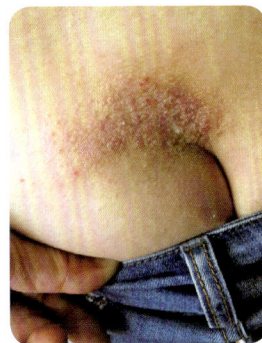

男性臀部湿疹 (2)

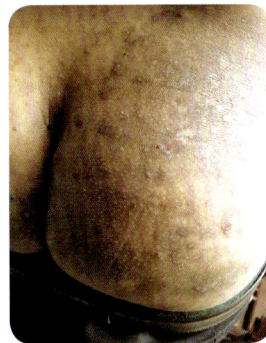

男性臀部湿疹 (3)

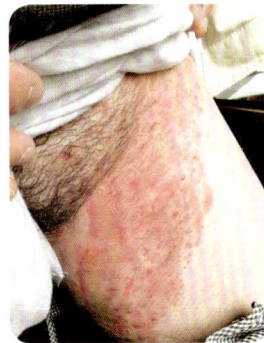

男性下身腋部湿疹

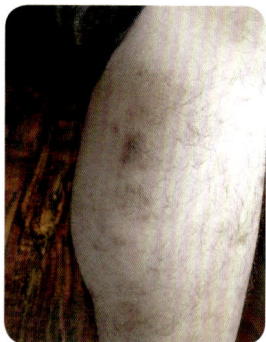

男性腿部湿疹

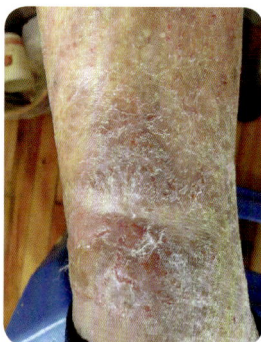

男性下肢静脉曲张湿疹

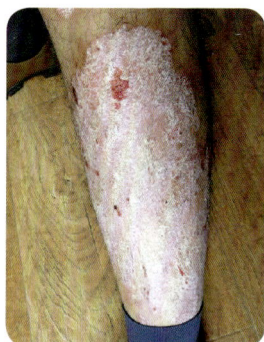

男性下肢湿疹 (1)

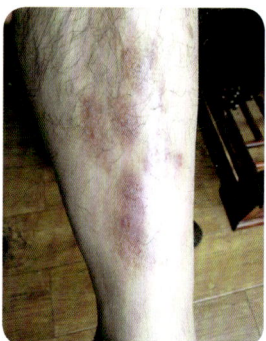

男性下肢湿疹 (2)

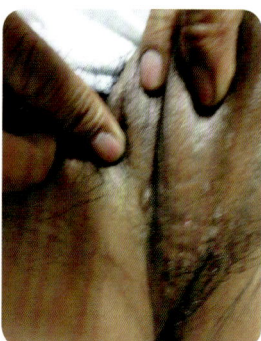

男性阴囊湿疹 (1)

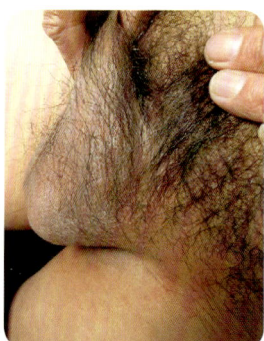

男性阴囊湿疹 (2)

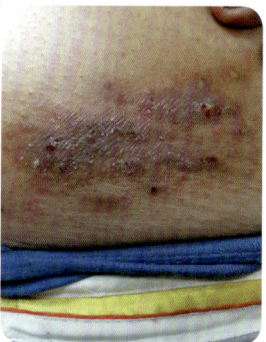

女性背部湿疹

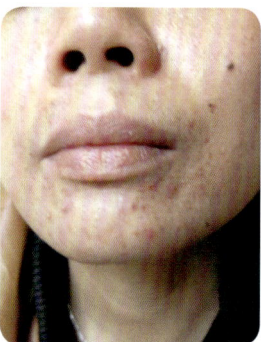

女性面部湿疹 (1)

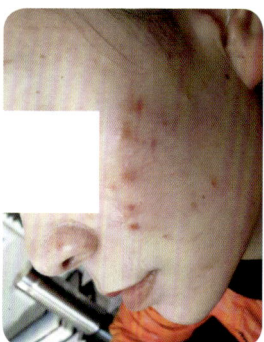

女性面部湿疹 (2)

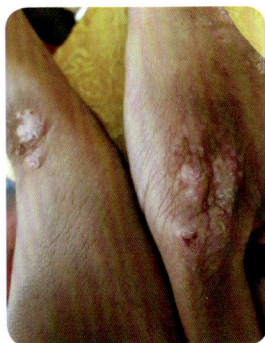
女性手背湿疹 (1)

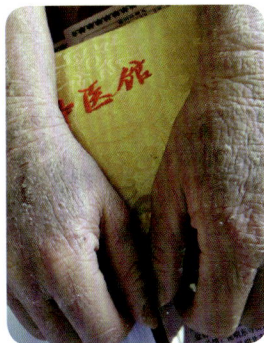
女性手背湿疹 (2)

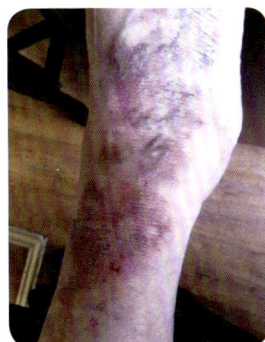
女性下肢静脉曲张湿疹

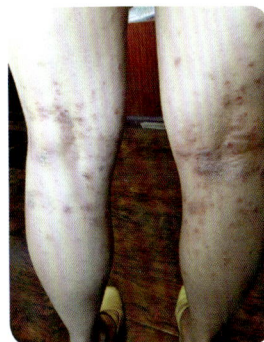
女性下肢湿疹

三、治疗要点

1. 治疗湿疹，必须抓住祛风、清热、除湿三个环节。然祛风之中，要注意养血活血，因血行风自散；除湿之时，要注意健脾，脾健则湿易化；清热要注意解毒，毒化则病易愈。

2. 治疗湿疹，若湿毒未净，以内服药为主，因势利导，排湿毒于外。尽可能不外用收敛药，因用之较早，湿毒蕴遏于内，可转移至其他部位发作。

3. 湿疹滋水甚多，皮肤奇痒，湿毒甚者则需加百部、贯众、紫草等解毒杀虫，外用青黛二石散（煅石膏、滑石各30克，青黛、黄柏末各15克，枯矾10克、冰片、轻粉各5克。共研极细末，装瓶备用。）（见《施慧现代中医皮肤病总论》第314页。）若药后湿热已退，滋水仍不止者。则用龙骨、牡蛎、五味、乌梅等收敛之。

4. 湿疹向愈之时，可稍加活血之药，活血药引入血分，使血中之湿毒清除，营卫气血通和，则痒烂之湿疡自愈。

5. 但凡湿疹，无论热重湿重，必用地肤子、防风、苦参三味，防风祛风解毒，地肤子清利湿热，苦参杀虫止痒，三者合用效果甚佳。据现代药理学分析，此三味药均有抑制皮肤真菌的作用。

6. 对于热重于湿之湿疹，皮损渗出糜烂者，可用新鲜马齿苋、生黄柏、银花等，煎水冷湿敷，之后再以紫草油调黛柏外擦方（见《施慧现代中医皮肤病总论》第311页。）外敷，以达收敛止痒促进上皮新生之效，这是治疗急性湿疹的外用药之规律。

7. 湿疹之治疗，宜因势利导，而不宜截堵，例如湿疹局部流滋水，应当看成是内蕴之湿邪外出途径之一，故药物治疗也在于化湿燥湿，以利邪去而敛，因而清洁皮损疮面，不使结痂瘀塞通路，则为必然之举。

8. 慢性湿疹，皮损顽固，痒感剧烈，养血祛风固然重要，但止痒效果常不显著，可在养血祛风的基础上加入鹤虱、贯众、槟榔等杀虫之品，疗效甚佳。

9. 婴幼儿湿疹，或为胎前母食五辛，湿从内生，或为恣食口腹，脾胃积损。故小儿湿疹，更以调脾健胃为要，常佐化滞调中之焦山楂、炒谷麦芽等，过服苦寒清利之品，戕伐脾胃之气，常致病情缠绵难愈。

10. 下肢湿疹，若原有静脉曲张者，则需加三棱、莪术、红花、忍冬藤等活血化瘀药；若湿浊重或挟痰者，加土茯苓30克，土牛膝15克，苍术10克等；皮肤麻木酸胀者，则需加僵蚕、地龙、桑枝等散风药。

11. 湿疹的护理，宜注意以下几点：

（1）忌食辛、辣、油腻、腥发动火之品，婴儿忌食牛奶、鱼肝油。

（2）避水，忌用碱、肥皂或化妆品类。

（3）避风，避免过度精神紧张及疲劳。

（4）力劝患者发痒时勿用手搔抓。

（5）皮损滋水糜烂者，忌用油膏包扎，以防堵塞毛孔，引起炎症。

四、治疗湿疹验方

内服方

地丁汤（见后"见服方"）加减，一剂药服2天，一天3次。

外用方

上午擦艾洛松，下午擦黛柏除湿软膏（见后"外用方"）。

疣 赘

疣属病毒性皮肤病，均为直接接触而引起，为皮肤浅表之小赘生物，好发于手背及面部等处，中医文献中有"千日疮""疣目""鼠乳"或"枯筋箭""瘊子"之称。由于机体反应性不同以及发生的部位不同，而产生不同形式的疣，小如粟，大如豆，多呈颗粒状，或散在或簇集，数目不定，一般无自觉症状，多见于幼年或青年期。临床常见的有寻常疣、扁平疣、传染性软疣、尖锐湿疣四种。此症或因风热血燥搏于肌肤而生，或由肝失血养、筋气不荣所致。薛立斋云："疣属肝胆少阳经，风热血燥，或怒动肝火，或肝客淫气所致，盖肝热水涸，肾气不荣，故精亡而痉挛也。"临床治疗时，不同的疣施以不同之法，但多以外治为主，配合平肝软坚、活血清热之剂而获效。

一、临床特征

（一）寻常疣

一般发生于手指、手背等暴露部位，为米粒到黄豆大之隆起性丘疹或结节，表面呈菜花状或刺状之粗糙面，基底无炎症，不痛不痒，初发为一个，可自身传播而发生多个，另外尚有丝状疣和指状疣。

（二）扁平疣

多见于男女青年，好发于面部与手背处，皮损为表面光滑之圆顶状扁平小疣，肤色或淡褐色，多如撒粟，或成群出现，时微痒，一般无自觉症状。

（三）传染性软疣

病损为实性挤凹形水疱样皮疹，表面蜡样光泽，质地稍软，顶端挑破可挤出白色乳酪样物，称为软疣小体，可发生于任何部位，或散在，或数个群集，但不融合。

（四）尖锐湿疣

本病见于成人肛门与生殖器部位，多发于外阴部，尤以女性大阴唇及男性龟头颈部和包皮内侧为常见，开始是点状或丝状丘疹，之后可相互融合，严重者可形成大块肿瘤样损害，为淡红、污灰或暗红色湿润软性之疣状与颗粒状增殖物，凹凸不平，大小不等，形如菜花，糜烂、渗液、触之易出血，患部恶臭。

二、临床图谱

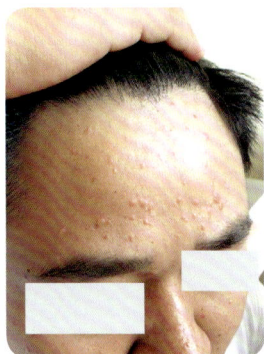

男性额头扁平疣

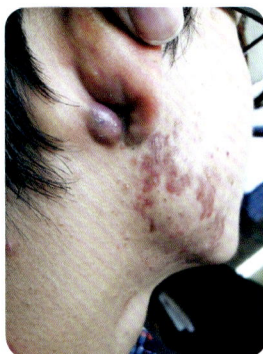

男性耳后传染性软疣

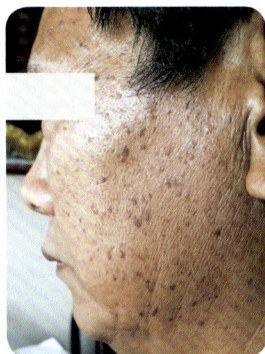

男性面部扁平疣

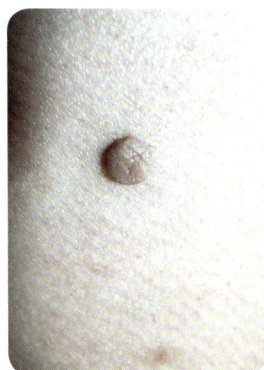

男性手臂传染性软疣

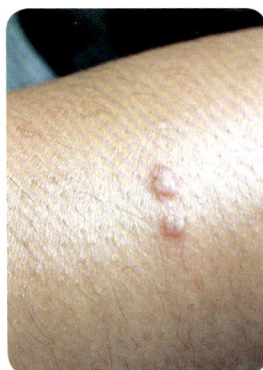

男性手臂寻常疣（1）

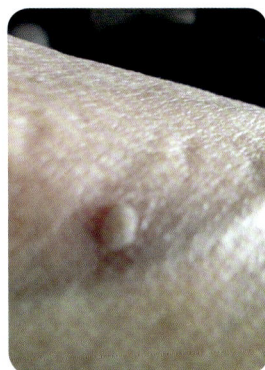

男性手臂寻常疣（2）

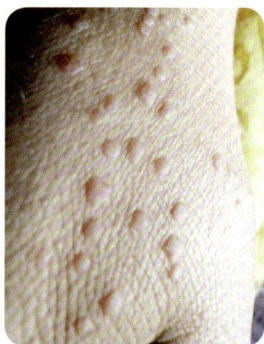

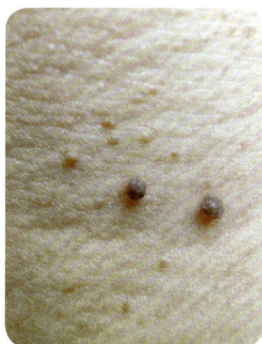

男性手臂寻常疣 (3)　　　　　女性颈部传染性软疣　　　　　女性面部扁平疣

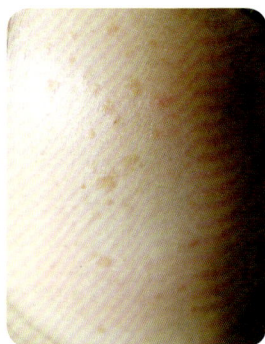

三、治疗要点

1. 在疣的外治法中，有的药用后出现皮损局部发红、灼热和自觉疼痒，这种轻微的炎性反应可视为疣消退变化的过程，对疣的各种疗效评估应特别慎重，也不应使用可能造成永久性疤痕的一些疗法。

2. 内服外洗合治疣赘，常可取得较好疗效，因内服具有平肝软坚、清热解毒之功，而局部熏洗则可起到疏导腠理、通调血脉、清洁皮肤、抑菌抗毒、浸涤赘物之用。

3. 古人云："疣属肝胆少阳经，风热血燥，或怒动肝火，或肝客淫气所致。"故临床上扁平疣患者，以个性急燥者居多。除软坚清热解毒之法外，治疗尚需兼以疏肝平肝之品，可酌加青皮、柴胡、白芍之类。

4. 寻常疣病程缓慢，有的治愈后多次复发，有的不治可自愈，约有65% 的患者可在 2 年内自然消退。泛发者先治母疣，子疣可自然消退。外治法很多，如水晶膏、鸦胆子仁、碘酒注射等疗法，以及激光、电灼、冷冻、针刺等方法也常有效。

5. 妇女患尖锐湿疣后，如果怀孕，损害可明显增大，这可能与女性激素增多有关。若怀孕 7 个月以上，对较广泛或较大的肛门生殖器尖锐湿疣，可考虑剖腹产后再进行手术切除或其他治疗法。

6. 巨大尖锐湿疣是一种少见的局限性疣状的巨大肿瘤样损害，早期很像尖锐湿疣，生长迅速，好发于男性包皮过长而没有接受包皮环切术的男性包皮上，也可发生在肛周，并可侵犯女性阴道，它与尖锐湿疣之不同点是可侵犯深部组织，破坏性强，可产生与尿道沟通的瘘管，从中排出脓液和尿，有恶臭，西医学因其具有侵袭性以及组织病理上与鳞状细胞癌有某些相似之处，故命名为疣状癌。

7. 尖锐湿疣的护理和预防，最重要的是保持局部干燥清洁。如注意外阴肛门的局部卫生，大便后应洗净局部，妇女月经期要随时更换消毒卫生带，妇女白带过多者应及时治疗，男性包皮过长者除了要注意局部清洁外，必要时可做包皮切除。

四、治疗疣赘验方

内服方

木贼散

生牡蛎 30 克，赤芍 10 克，蒲公英 10 克，紫花地丁 10 克，连翘 10 克，丹皮 6 克，生地黄 15 克，土茯苓 30 克，苦参 6 克，红花 6 克，木贼草 15 克，炒黄柏 6 克，紫草 6 克，白花蛇舌草 15 克，地肤子 10 克，炒苍术 15 克，炒山药 20 克，豆蔻 10 克，芡实 15 克，连翘 10 克，金银花 6 克。

水煎服，一剂药服用 2 天，一天 3 次。

外用方

1 号疣洗方

蒲公英 25 克，香附 25 克，木贼草 25 克，生乌梅 30 克。

用法：水煎 2 次，去渣取液，约 400 毫升，待温后浸泡或湿敷于皮损处，每天2~3次，每次30分钟，连续3~5天。

2号疣洗方

蒲公英25克，苍术15克，蜂房10克，白芷10克，细辛6克，蛇床子15克，地肤子15克，黄柏10克，陈皮15克。

用法：以上诸药用纱布包，加半盆水，煮沸20分钟，用小毛巾反复擦洗面部15分钟，一剂药洗3次。

（尖锐湿疣的治疗参考"尖锐湿疣"章节即可。）

红血丝病

红血丝病是一种面部先天性毛细血管位置比较浅而引起的一种面部现象，形成的原因很多：

①长期使用药物：A 酸、果酸、换肤导致皮肤受损、变薄、脆弱而造成。

②区域因素：如高原气候刺激，且海拔高，皮肤缺氧，导致红细胞数量的增多，引起毛细血管扩张破裂。

③美容护理因素：如护肤品中酸的成份的破坏和激素依赖毛细血管扩张破裂，以及换肤造成皮肤免疫力脆弱，使用一些含重金属的化妆品等毒素残留表皮，引起敏感反应，破坏角质层，引发红血丝；经常上美容院做吸面护理也会导致血管扩张破裂，做过角质层打磨、光子嫩肤等导致角质层受到损害而引起红血丝。

④紫外线辐射：强烈的紫外线辐射破坏角质层，引起毛细血管扩张性能差，引起红血丝；这种情况往往不是单独导致红血丝的原因，常常扮演辅助角色，所以面部红血丝的护理不应该仅仅是祛红，还应该注意防晒、保湿、隔离、抗敏等方面。

⑤药物因素：局部长期使用皮质类激素药物，引起毛细血管扩张，导致皮肤变薄、萎缩等。

⑥敏感皮肤一般角质层薄，它们对外界的阳光、药物、化妆品、气温（冷热）等都比较敏感，导致末梢血管时紧时松，出现反复淤血状态，导致血管迂回扩张，形成红血丝。

一、临床特征

1. 角质受损，毛细血管失去了角质层的天然保护，从而长期受到外界环境刺激，导致血管扩张瘀堵受损而形成。

2. 面部先天性毛细血管位置比较浅而引起的一种面部现象，皮肤薄而敏感，过冷、过热、情绪激动时脸色更红，从而形成红血丝现象。短暂的毛细血管扩张而引起的面部潮红，过一会儿就会恢复正常。但如果长时间反复出现就可能形成持续性两颊泛红。长期持续的毛细血管扩张就会出现红血丝，可以看到两颊，特别是鼻翼两侧有树枝状的红血丝，这就是扩张的毛细血管。在红血丝的基础上，会发出很多看起来像青春痘的丘疹、脓疱，到了晚期鼻子部位的皮脂腺肥大，鼻子变形，这就是酒渣鼻。

二、临床图谱

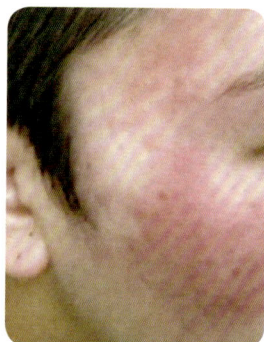

男性面部红血丝病

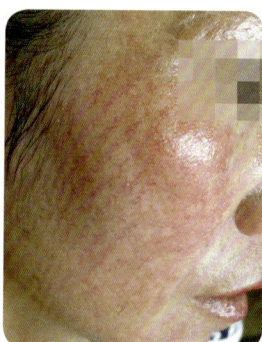

女性面部红血丝病 (1)

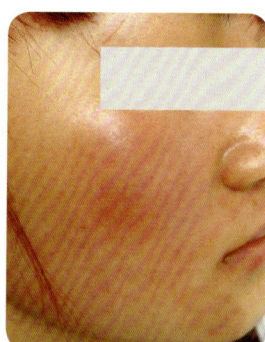

女性面部红血丝病 (2)

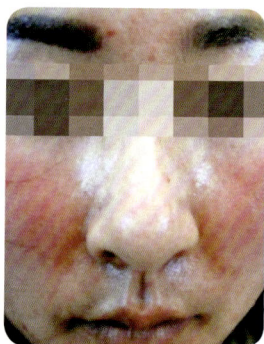

女性面部红血丝病 (3)

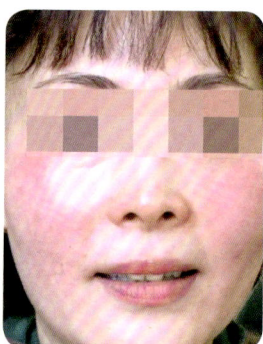

女性面部红血丝病 (4)

三、治疗要点

　　单纯性的使用化妆品去掉红血丝只能起到治标不治本的功效。中医祛除红血丝是针对红血丝形成的机制采用穿透皮肤被组织中色素团及其被血管优先吸取，内调外护，标本兼治地达到治肤、护肤、美肤的三重功效。在不摧毁正常皮肤的条件下，使血管凝固，色素团和色素细胞摧毁、分解，达到治疗毛细血管扩张，面部潮红和酒糟鼻的效果。笔者主张内服中药，忌用外用药。通过中药活血化瘀、消肿散结、清热解毒、祛红生肌等作用，祛除红血丝和皮肤过敏现象，促进皮肤细胞再生，增强皮肤抵抗力，增厚皮肤角质，使皮肤逐渐恢复正常。

四、治疗红血丝病验方

苦参汤　加白鲜皮

　　生地黄15克，丹皮6克，蒲公英10克，紫花地丁10克，金银花6克，炒栀子6克，炒黄柏6克，龙胆草6克，九里光10克，炒苍术15克，炒山药20克，炒吴茱萸6克，芡实30克，地肤子10克，浙贝母10克，绿豆30克，白花蛇舌草15克，苦参6克，土茯苓30克，吴白芷10克，白鲜皮10克。

　　水煎服，一剂药服2天，一天服3次。

黄褐斑与黑变病

皮肤黑色素发生改变，有先天性的，如白化病、色素痣、色素失禁症、遗传性对称性色素异常症等；也有后天性的，如黄褐斑、多发性斑块状色素沉着症、黑变病、白癜风等。先天性色素沉着或减少的皮肤病，目前尚无特殊疗法。后天性黑色素改变性皮肤病分两类：一类是白癜风、外阴白斑等黑色素减退的皮肤病；一类是黄褐斑、黑变病等黑色素增多的皮肤病。本节主要研究后天性改变这一类皮肤病。

一、临床特征

（一）黄褐斑

对称分布于面部两侧，常在颧部而呈蝶形，境界清楚，无炎症，色淡黄、黄褐或淡黑色，无自觉症状，常伴有月经不调、烦躁等症，或乳头、乳晕、外生殖器色素加深。

（二）黑变病

多发于面颈、胸、手背、腰围等处，初起轻微发红发痒，逐渐出现色素，由浅变深而为黑褐或灰黑色，可伴有潮红与毛细血管扩张现象，无明显自觉症状，多见于中年妇女。

二、临床图谱

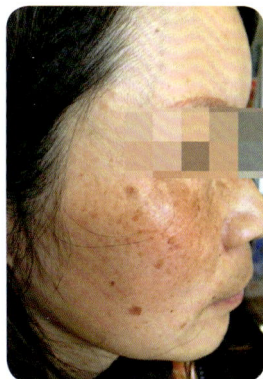

女性面部黄褐斑（1）

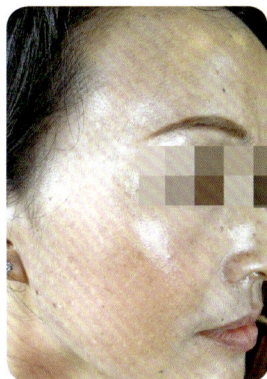

女性面部黄褐斑（2）

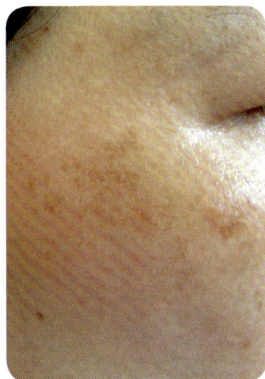

女性面部黄褐斑（3）

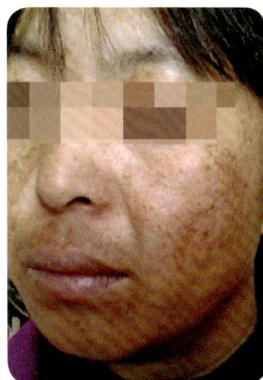

女性面部黑变病（1）

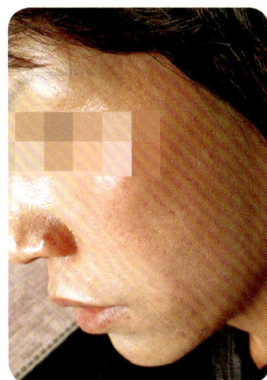

女性面部黑变病（2）

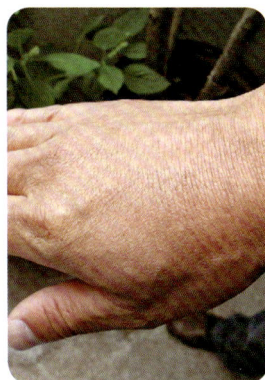

女性手背黑变病

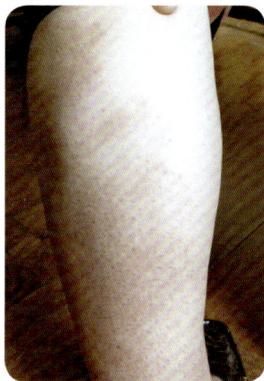

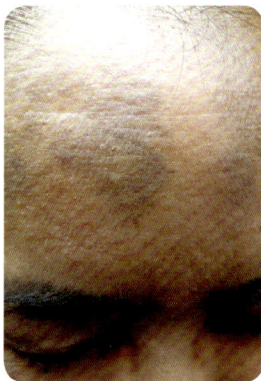

女性下肢黑变病　　　　　　男性额头黑变病　　　　　　男性颈部黑变病

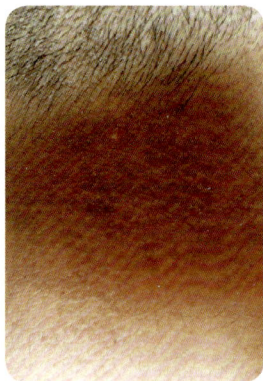

三、治疗要点

1. 内分泌理论提示：促肾上腺皮质激素（ACTH）与黑色素细胞刺激素（MSH）具有共同的氨基酸的片段，因而有类似促黑激素（MSH）的活性。临床观察表明，当肾上腺皮质功能不足时，常导致皮肤变黑，如女子颜面黑，并伴有月经不调、性功能衰退等症状，运用滋肝养肾、祛风活血法，并加紫河车调养，常可收到明显效果，黑斑消退较快。

2. 黑变病与黄褐斑可继发于日晒、接触化学物品等，也可由内分泌或消化道疾病所引起。其他继发性色素沉着可因日光性皮炎、下肢湿疹、硬皮病、肾上腺皮质功能减退症或妊娠等发生。外用药对黑变病及黄褐斑作用不大，有的病人可外搽祛斑液，使角质分离，脱皮，暂时有效，但还是要以内服中药为主。

四、治疗黄褐斑与黑变病验方

内服方

龟甲汤

丹皮6克，泽泻6克，蝉蜕6克，土茯苓30克，当归15克，刺蒺藜10克，炒黄芩6克，麦冬10克，怀牛膝15克，吴白芷10克，白鲜皮10克，炒苍术15克，炒山药20克，木香6克，香附6克，炙龟甲15克，女贞子15克，炒白芍10克。

水煎服，一剂药服2天，一天3次。

白癜风与外阴白斑

　　中医学称白癜风为"白癜"或"白驳风"。此病由风湿搏于肌肤，久而不去，以致气血失和、血不荣肤所致，临床表现以局限性皮肤肤色变白为特征，是一种后天性、局限性、色素代谢失调的皮肤病。半数患者在20~30岁之间，白斑除色素脱失外，其他知觉、分泌和排泄等功能均正常，对日光较敏感，日晒后易潮红，一般无自觉症状，病程缓慢，不易治愈。

　　中医学中无"外阴白斑"之名，但根据其症状表现似可属于"阴痒""阴蚀""阴匿"等范畴。外阴白斑是一种常见而难治的妇科病，其病因尚不完全清楚，中医学无明确记载，本病由肝肾阴虚所致，由于先天肾气不足，或病后肾气亏损、肾精不足以致阴器失养，外阴干枯，萎缩变白。治疗采取滋肾养血，配合清热、利湿、祛风、杀虫诸法，内外合治，标本兼顾，尚可收效。

一、临床特征

（一）白癜风

　　本病呈局限性或泛发性，在皮肤上可见边缘清楚之色素脱去斑片，表面平滑，边缘可有色素沉着，损害中心毛发也可变白，无自觉症状。多见于青年，好发于手背前臂、面颈、腰部等处，多数对称分布，一般病程缓慢，常经年累月，以致终生不愈。

（二）外阴白斑

　　本病以阴痒及外阴色白为主症。发病多呈慢性经过，常伴有头目眩晕，腰膝酸痛，白带量多，或女阴灼热而痛，也可伴有性淡漠或性交困难之症，病程较长，易于复发。

二、临床图谱

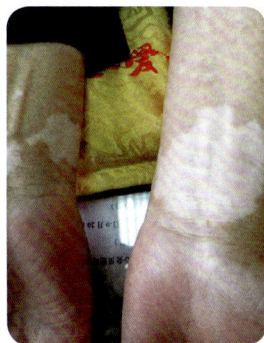

男性手臂白癜风

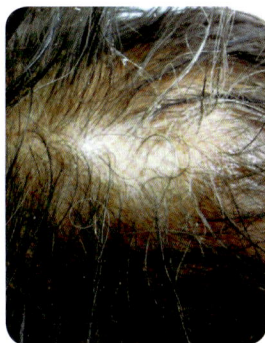

男性头部白癜风

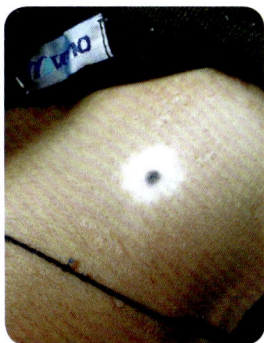

女性背部白癜风 (1)

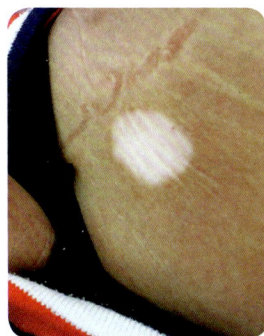

女性背部白癜风 (2)

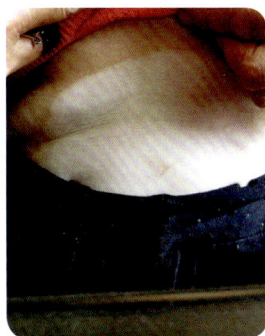

女性腹部白癜风

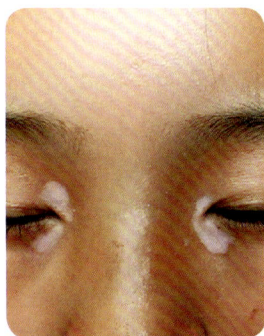

女性面部白癜风

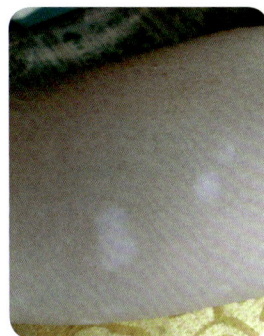

女性手臂白癜风

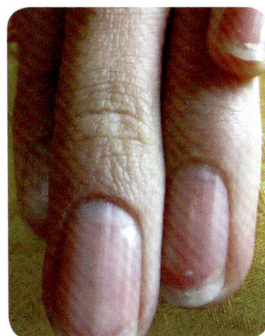

指甲上的白癜风

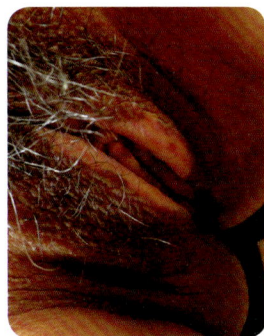

女性外阴白斑

三、治疗要点

1. 白癜风的治疗效果与发病年龄无明显关系，与病程和类型有关，一般病程短者，疗程短，治愈率高；病程长者，疗程长，治愈率低。局限型和散发型疗效较好，偏侧型和泛发型疗效较差。

2. 白癜风半数发生于20～30岁的成年，或有家族史。皮疹知觉代谢正常，无炎症，无鳞屑，不发生萎缩，对日光和紫外线较敏感，日晒后白斑易潮红，甚至起疱。治疗时，用药持续2～3个月以上者，才能判断有无疗效。皮疹小、局部发作者以外治为主。面积宽、分部对称者宜内外合治。

3. 采用各种对皮肤有刺激性的药物或疗法，对某些局限性白癜风病人有较好的疗效。但有的继发性白斑，如红斑性狼疮、日光性皮炎等后遗的白斑，不宜用过分刺激的局部外用药，不然易使原发疾病加重。

4. 据临床观察表明，外阴白斑的发生可能与局部慢性炎症刺激有关，如继发霉菌感染，白带增多，或者月经期间局部潮湿，均可使症状加重。因此经常保持外阴清洁干燥，以及防治滴虫、霉菌感染，对预防本病复发及提高疗效是十分重要的。

四、治疗白癜风与外阴白斑验方

1. 治疗白癜风

内服方

紫草浮萍汤

紫草6克，浮萍6克，丹参15克，川芎6克，刘寄奴10克，白蒺藜10克，益母草15克，当归15克，白芍10克，赤茯苓12克，山药15克，威灵仙10克。

水煎服，一剂药服2天，一天3次。

外用方

白癜风外洗方

白蒺藜 10 克，补骨脂 30 克，白鲜皮 30 克，刘寄奴 15 克，透骨草 30 克，菟丝子 15 克，豨莶草 30 克，骨碎补 15 克，红花 10 克。

用法：加水半盆，煮沸 20 分钟，浸泡患部，并用茄子切成小片，反复擦洗患部 15 分钟，每天 2 次。

癜风散

雄黄 30 克，硫黄 30 克，密陀僧 60 克，轻粉 15 克，枯矾 15 克，豨莶草 30 克。

用法：上药共研细末，过 120 目筛，装瓶备用。取生姜 1 块，以断面蘸药少许擦患处，擦至汗斑变成淡红色时即可。每天早、晚各擦 1 次，擦后勿用水洗。

2. 治疗外阴白斑

以内服中药为主，局部熏洗，外涂为辅。

内服方

龙胆除湿杀虫方

龙胆草 6 克，川萆薢 10 克，黄柏 6 克，苦参 6 克，土茯苓 30 克，茵陈 10 克，川楝子 10 克，九里光 12 克，广蛇床 15 克，山药 15 克。

水煎服，一剂药服 2 天，一天 3 次。

外用方

蛇床外洗方

土蛇床30克，苦参30克，百部30克，生黄柏12克，七叶一枝花12克，枯矾10克，川椒6克，贯众15克。

用法：每天一剂煎水半盆熏洗，每天2次。

密青膏

密陀僧6克，滑石8克，煅石膏5克，炙山甲3克，土蛇床10克，制南星5克，青黛6克。

用法：共研细末，加紫草油或凡士林调和成膏。外擦患处，每天1次。

激素依赖性皮炎

激素依赖性皮炎亦称酒渣样皮炎，或部分口周皮炎也包含于内，是由糖皮质激素使用不当或滥用所造成。以皮肤弥漫性红斑、毛细血管扩张、针尖样脓疱、皲裂、脱屑、色素异常为特征。多见于长期外用糖皮质激素患者，相当于中医学中杂病的范畴。

一、临床特征

1. 有半个月以上糖皮质激素用药史，并形成了依赖。

2. 患者常先有某些面部皮肤病，如痤疮、脂溢性皮炎、单纯糠疹、湿疹、光敏性皮炎、化妆品皮炎等，长期持续或间断反复外用糖皮质激素制剂或者含有此类激素的化妆品，使面部皮肤出现不同程度的红斑、肿胀、干燥、细薄鳞屑。患者自觉皮肤瘙痒，有烧灼样疼痛、紧绷感。上述症状遇热加重，遇冷减轻。

3. 病程较长者还可出现毛细血管扩张、皮肤萎缩、变薄、毛囊性丘疹、脓疱、痤疮样或酒糟鼻样皮疹。

4. 本病可发生于任何年龄，以中青年女性为多。

5. 好发于面部，偶见于手足皮肤。

6. 停药后，原发病反跳加重。

二、临床图谱

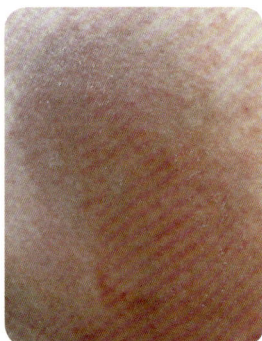

男性背部激素依赖性皮炎

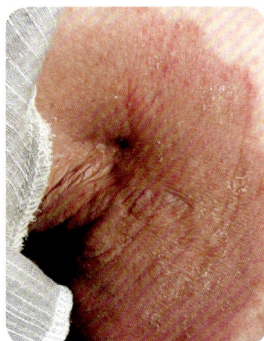

男性腋窝激素依赖性皮炎

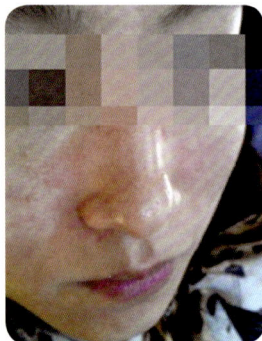

女性面部激素依赖性皮炎

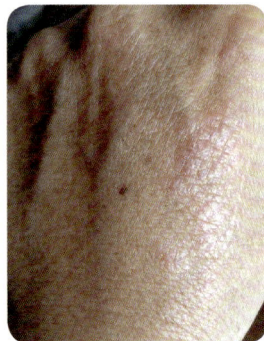

女性手背激素依赖性皮炎

三、治疗要点

1. 病程短者，立即停用激素制剂。对病程长且停用后反应剧烈者，采用递减法，直至戒断：强效激素改用弱效激素；高浓度改为低浓度制剂；逐渐减少激素用药次数，延长使用间隔时间。在激素递减的过程中，逐渐用中药内服及中药外擦（如黛柏除湿软膏和紫竭膏）来替代西药。

2. 在停用或逐步减少及撤换激素过程中，可选择炉甘石洗剂、黛柏除湿软膏，还可使用有舒缓、保湿功能的药用性化妆品，以减轻皮肤炎症，改善症状。

3.停用或撤换激素过程中，可出现症状反跳或加重，使患者治疗失去信心。故治疗开始时向病人介绍本病常识，使其充分了解该病，减少病人的恐惧，增强治疗信心。同时，还应向患者交代治疗时间，需1~2周症状才可能逐渐减轻，皮肤萎缩和毛细血管扩张需1~2年才能逐渐好转，使患者有长期治疗的思想准备，以取得患者的信任和配合。此外，还要积极治疗原发病。

4.少食辛辣刺激之品，多食新鲜水果、蔬菜。

四、治疗激素依赖性皮炎验方

内服方

苦参汤　加乌梢蛇、白鲜皮

生地黄15克，丹皮6克，蒲公英10克，紫花地丁10克，金银花6克，炒栀子6克，炒黄柏6克，龙胆草6克，九里光5克，炒苍术15克，炒山药20克，炒吴茱萸6克，芡实30克，地肤子10克，浙贝母10克，绿豆30克，白花蛇舌草15克，苦参6克，土茯苓30克，吴白芷10克，乌梢蛇15克，白鲜皮10克。

水煎服，一剂药服2天，一天3次。

外用方

上午擦卤米松，下午擦黛柏除湿软膏（见后"外用方"）。

毛囊炎

　　毛囊炎是皮肤科常见病、多发病之一，是因内蕴湿热、外感风热之毒郁阻肌肤毛窍而致毛囊的急性炎症，起病可急可缓，病程长短不定，反复发作。由于发病部位不同，而有不同的名称。生于项部者，名发际疮；生于胡须部者，名羊胡疮；生于臀部者，名坐板疮。除上述病因外，本病还与不清洁、搔抓、正气不足有关。若毛囊炎向周围与深处发展，或可演变成疖。临床上，可分为慢性毛囊炎和穿掘性毛囊炎来进行治疗。

一、临床特征

　　1. 慢性毛囊炎

　　为粟米大小疮，初起为与毛囊相一致的红色充实性小丘疹，可化脓或不化脓，中央有毛发贯穿，周围有炎性红晕，顶端可有小脓疱。可多可少，迁延日久，自觉瘙痒，好发于成年人多毛部位，如头皮、外阴、颈项、胸背与臀部。

　　2. 穿掘性毛囊炎

　　中医学称之为鳝拱头，多发于小儿头部，初起为疖肿，日久不愈，肿如曲鳝拱头而得名，破后有数孔，形如蝼蛄穿穴，故又名蝼蛄疖，溃后不易封口。

二、临床图谱

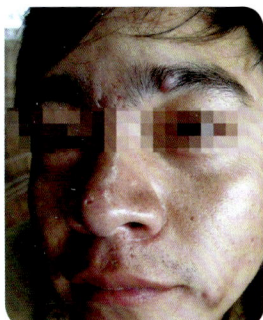
男性面部大型毛囊炎 (1)

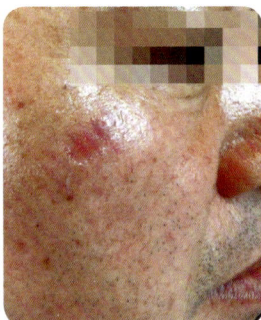
男性面部大型毛囊炎 (2)

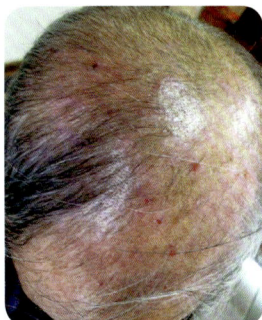
男性头部毛囊炎 (1)

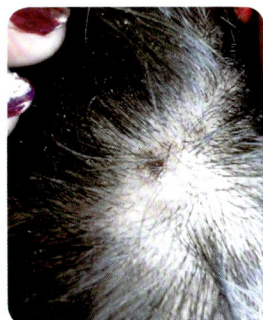
男性头部毛囊炎 (2)

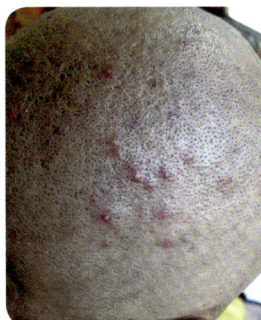
男性头部毛囊炎 (3)

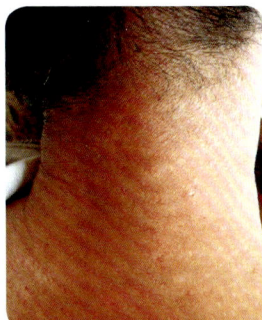
男性颈部毛囊炎

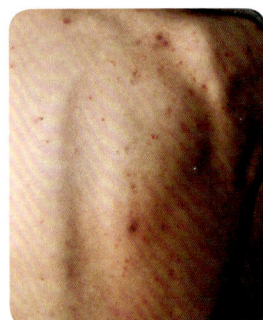
男性背部毛囊炎 (1)

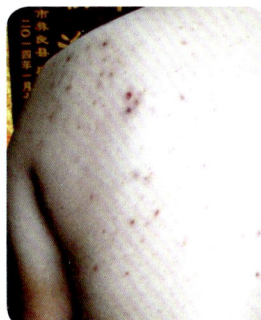
男性背部毛囊炎 (2)

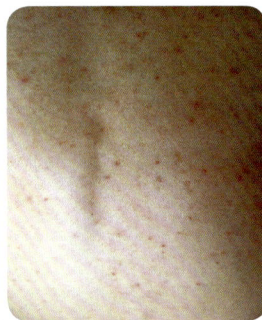
男性背部毛囊炎 (3)

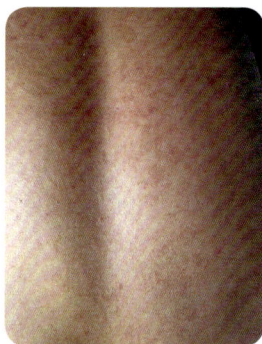

男性背部毛囊炎 (4)

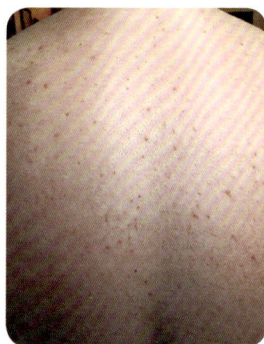

男性背部毛囊炎 (5)

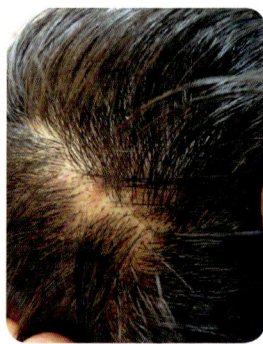

女性头部毛囊炎

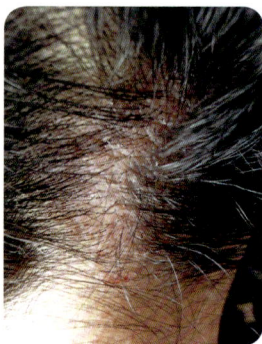

女性毛发部毛囊炎

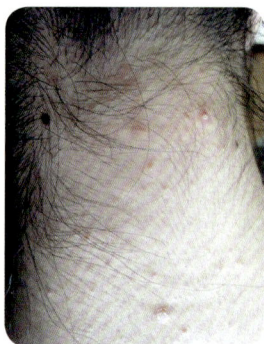

女性颈部毛囊炎

三、治疗要点

1. 本病多发于中年以上男性，常伴有皮脂溢出，粉刺酒米和具有疤痕体质等因素者。起病可急可缓，而以慢性者为多见，较难自然痊愈。治疗上，首先要针对诱因进行，如治疗糖尿病、脂溢性皮肤病、病灶感染以及避免接触煤焦油、石油产品。

2. 病人身体抵抗力降低，或皮肤的某些病理情况（如糖尿病、脂溢性皮肤病）促使金色葡萄球菌的感染，或受某些物质的物理化学刺激，均可引起本症。故本症也有日久缠绵不愈而成正虚邪盛之势，治宜攻补兼施，扶正祛邪，内外兼治。

3. 如毛囊炎形成疖者，切忌挤捏，以免引起淋巴管炎、静脉炎、蜂窝织炎等，如鼻翼两旁受挤压，则易使病菌通过血管进入血液，导致败血症；或向海绵窦扩散，形成含菌血栓而危及生命。

4. 本病起病因热毒内蕴，治疗总则以清热解毒为主。临床上所现症状不同，必随症施治，根据症状而适当配用散结、祛风、渗湿、固表之品，以清源着手，则可以杜绝本症的窜发不止。

5. 必须注意个人卫生，保持皮肤清洁。如发际疮应理短头发，羊胡疮则宜用镊子拔除胡须。同时避免刺激性饮食，如患有其他原发性皮肤病（湿疹、皮肤瘙痒症等）。病人应该积极治疗。如由职业引起本症者，应积极采取防护措施。

四、治疗毛囊炎验方

内服方

苦参汤　加刺蒺藜

生地黄15克，丹皮6克，蒲公英10克，紫花地丁10克，金银花6克，炒栀子6克，炒黄柏6克，龙胆草6克，九里光10克，炒苍术15克，炒山药20克，炒吴茱萸6克，芡实30克，地肤子10克，浙贝母10克，绿豆30克，白花蛇舌草15克，苦参6克，土茯苓30克，吴白芷10克，刺蒺藜10克。

水煎服，一剂药服2天，一天3次。

外用方

黄柏散：

黄柏15克，青黛5克，炒吴茱萸5克，石膏15克，滑石15克，广蛇床 15 克，百部 15 克，浙贝母 5 克，紫草 8 克，苦参 5 克，冰片 7 克。研细粉拌凡士林适量使用。

上午用黄柏散涂擦患处，晚上擦夫西地酸乳膏或那氟沙星软膏。

外用毛囊外洗方

雄黄 12 克，苍耳子 12 克，王不留行子 15 克，明矾 30 克，紫草 8 克，地肤子 30 克。

每天用药一剂，煎水半盆，用小毛巾沾水，反复洗患处。每次洗 15 分钟，每天 2~3 次，洗时略加温，洗前剪平头发。

瘢痕疙瘩

瘢痕疙瘩为皮肤损伤后，结缔组织过度增生所引起的良性皮肤肿瘤。有色人种较易发生，以黑人最为多发。可有家族史，呈常染色体隐性或显性遗传。任何损伤均可促发本病，属于中医学"黄瓜痈""肉龟疮""锯痕症"的范畴。

一、临床特征

本病发病与年龄、性别无明显关系。好发于胸骨前区，其次为头皮、肩胛部、面或颈部，也可发生于任何部位的损伤后。

开始为小而坚实的红色丘疹，逐渐长大，成圆形、椭圆形或不规则形瘢痕，高出皮面，往往超过原损伤部位，呈蟹足状向外伸展，其上表皮光滑、发亮。早期皮损呈进行性，瘙痒、色红、有触痛，橡皮样硬度，表面可有毛细血管扩张。

静止期皮损色变淡，性质坚硬，常无自觉症状。皮损可单发也可多发，小者如帽针头大，大者可如橘子大；继发烧伤、烫伤者，可形成大面积瘢痕疙瘩，严重者影响患者肢体功能。

组织病理学显示由排列成满纹状、致密的胶原纤维束组成，其前后束间含丰富的黏蛋白。皮肤附属器萎缩，常夹有炎性细胞反应，没有包膜。逐渐扩大到一定程度后，常自动停止生长，也有少数自愈者。

以往认为部分病人胸骨前区瘢痕疙瘩的形成原因不明，但临床观察病人常有局部的毛囊炎性损害，可能与马拉色菌毛囊炎或其他细菌感染的毛囊炎有关。

二、临床图谱

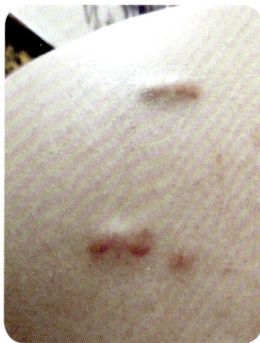

男性背部瘢痕疙瘩（1）

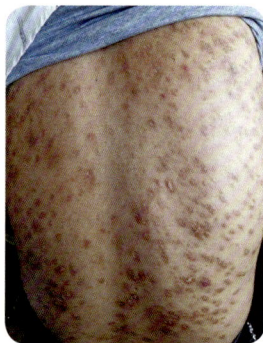

男性背部瘢痕疙瘩（2）

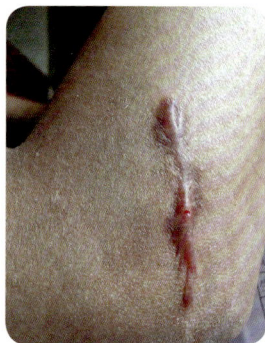

男性手臂瘢痕疙瘩

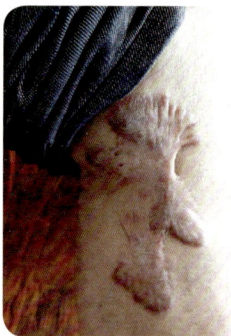

男性小腿瘢痕疙瘩

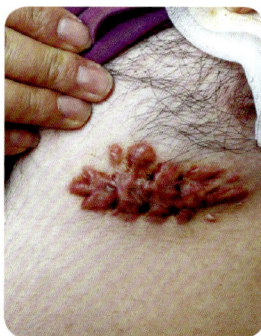

男性胸部瘢痕疙瘩

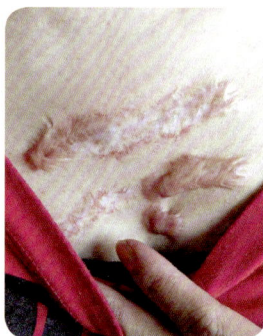

女性胸部瘢痕疙瘩（1）

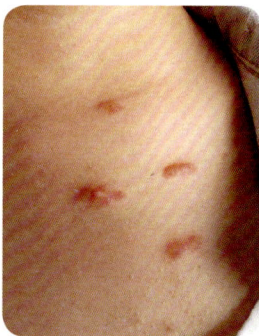

女性胸部瘢痕疙瘩（2）

三、治疗要点

　　1. 凡是瘢痕疙瘩患者一定要保护好皮肤，防止外伤。瘢痕体质的人接受手术治疗，手术拆线后立即照射放射线能预防瘢痕发生，同时避免不适当的治疗或摩擦。

　　2. 瘢痕疙瘩的治疗非常困难，放射治疗能使瘢痕缩小、变软。外用肤疾宁贴敷，对小斑块瘢痕疙瘩很适用，它能达到止痒、止痛的效果，使瘢痕软化、缩小。同样也可用皮质类固醇激素软膏或霜剂封包治疗。去炎松混悬液病损内注射，重点是注射蟹足肿的前端，停止其向外伸展。注射可用纯去炎松混悬液或加普鲁卡因稀释，要求注射在瘢痕组织内。

　　3. 口服曲尼司特治疗瘢痕疙瘩有效。曲尼司特原名肉桂氨茴酸，商品名称喘贝，是 H_1 组胺拮抗剂，在治疗过程中发现它有抑制纤维母细胞作用，治疗瘢痕疙瘩需要加大剂量，200 毫克，每天 3 次，连续口服半年以上，服药后首先止痒、止痛、瘢痕变薄，副作用很少。

　　4. 西医治疗大致分为手术治疗和非手术治疗两大类，联合治疗是目前的趋势。

（1）手术治疗

　　手术治疗能立刻消除瘢痕，但单独使用复发率高，故通常联合其他治疗，如手术联合放疗或手术联合激素局部注射。常用的手术方法，如手术切除加全厚植皮、手术切除加局部皮瓣转移术、手术切除加瘢痕疙瘩表皮回植术、皮肤软组织扩张术治疗瘢痕疙瘩等。

（2）非手术治疗

　　① CO_2 激光治疗：采取烧灼的方法去除瘢痕，单纯治疗效果仍然欠佳，一般联合药物治疗，可取得较好疗效。

　　②多功能电离子手术治疗：与 CO_2 激光治疗类似，需要同药物治疗联合使用，才可取得良好疗效。

　　③放射疗法：包括浅层 X 线治疗、高能量近距离放射治疗、脉冲染料激光治疗等。

④核素治疗：包括90S、32P和90Y。32P敷贴的方法为每次辐射剂量6~8Gy/cm²，每天1次，5次为一个疗程，每天按32P的衰变系数进行时间校正。若需第2疗程，应间隔3个月。

⑤音频治疗：可部分或完全消除痒、痛，瘢痕不同程度变软、变平、变薄和缩小。

⑥压力治疗：将压力材料制作成压力服、套使用，治疗维持压力应大于3.2kPa（毛细血管内压）。压力服应昼夜使用，停用时间每天不得超过30分钟，使用时间应持续6~9个月以上，可长达2~3年，直到临床观察瘢痕疙瘩缓解或完全无效为止。

⑦冷冻治疗：与其他治疗如局部糖皮质激素注射联合应用，可取得良好的效果。该疗法只适用于小的瘢痕疙瘩和病程短的患者早期应用。每2~3周1次。

⑧药物治疗：包括糖皮质激素、干扰素、咪喹莫特、维A酸、曲尼斯特等。

5. 本病因原因不明，组织坚硬，用药和物理治疗均难以在短期内达到效果，所以坚持治疗很重要，必需治疗到瘢痕萎缩、变平。

四、治疗瘢痕疙瘩验方

内服方

气滞血瘀证，治以活血散结。

红花汤

红花6克，当归15克，生地黄15克，川芎6克，炒白芍10克，炒枳壳10克，浙贝母10克，夏枯草15克，炒山药20克，炙甲珠6克，丹皮6克，土茯苓30克，炒苍术15克，薏苡仁30克，王不留行子10克。

水煎服，一剂药服2天，一天3次。

外用方

五倍子散

落得打 30 克，五倍子 15 克。

煎汤外洗后，可用黑布膏或苦参子膏外贴，每天一换；如加用热烘疗法（烘后勿将药膏擦去），疗效更佳。敷药后皮损上出现水疱、糜烂者，仍可继续使用。

掌跖角化症

掌跖角化症是以手掌、足跖角化过度为特点的一种遗传性皮肤病，又称为遗传性掌跖角化病。本病多为先天性的角化性皮肤病，多自幼年开始发病，也有到青春发育期才发病者，常有家族遗传史。

一、临床特征

掌跖角化症的最大特点是在手掌、足跖对称性、弥漫性角化、肥厚，多数从婴儿开始发病，由于皮肤角化肥厚，而呈淡黄色。一般患者常同时伴发多汗症。由于角化、肥厚，冬季容易发生皲裂，轻者呈米粒样点滴状分布，重者呈疣状增殖和虫蚀样凹陷。最严重一型为残毁性掌跖角化症。因为严重角化、肥厚和增殖，致使足部发生畸形而致残。掌跖角化病的患者可以伴有指趾甲表面凹凸不平，缺乏光泽，甚或伴有其他先天畸形，冬重夏轻，皲裂时可有疼痛。

二、临床图谱

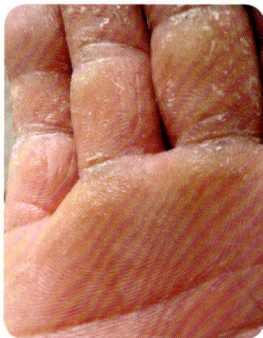

男性掌跖角化症

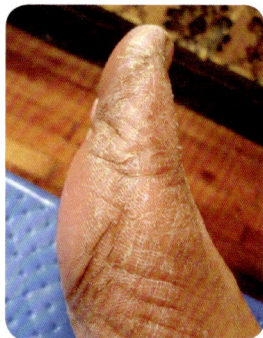

女性掌跖角化症

三、治疗要点

　　本病的发病绝大多数与遗传有关，常有家族史，它可为显性遗传，也可为隐性遗传。中医学认为本病由于脾虚营血不足不能荣养四末而成。

四、治疗掌跖角化症验方

内服方

止痒润燥汤

　　生、熟地黄各 15 克，生首乌 15 克，蒲公英 10 克，紫花地丁 10 克，土茯苓 30 克，苦参 6 克，金银花 6 克，紫草 6 克，炒苍术 15 克，炒山药 20 克，砂仁、地肤子、白鲜皮、吴白芷各 10 克，丹参 15 克，刺蒺藜 10 克。

　　水煎服，一剂药服 2 天，一天 3 次。

外用方

　　上午擦黛柏除湿软膏（见后"外用方"），下午擦紫竭膏（见后"外用方"）。

头癣与花斑癣

癣由浅表真菌引起的慢性传染性皮肤病，经年累月迁延难治，极为顽固。由于部位不同，常见的有头癣、体癣、足癣、手癣、甲癣、女阴癣、花斑癣等，其中以黄癣、手癣、股癣、足癣继发感染，以及叠瓦癣和白色念珠菌病的危害性较大，病人异常病苦，宜加强预防，积极治疗。

头癣常见有白癣和黄癣之分，中医学俗称秃疮；中医学称体癣为"钱癣"或"圆癣"，发于腿侧两股之股癣，中医学称之为"阴癣"。手癣包括于中医学"鹅掌风"的范畴之内，足癣有脚湿气和香港脚之称，甲癣则名鹅爪风、灰指甲等，一般由鹅掌风、脚湿气日久蔓延而成；花斑癣俗称汗斑，中医学称之为紫白癜风。治疗癣病，以解毒除湿、杀虫止痒为大法，可内服外治结合。

一、临床特征

（一）头癣

常见有黄癣和白癣，多见于儿童。

1. **黄癣**：开始时毛囊口有淡黄色碟状痂，紧贴头皮不易刮去，皮疹扩大增多，可融合成大片黄褐色厚痂，有鼠尿或谷物发霉样的臭味，久之可成萎缩性瘢痕，不长头发。

2. **白癣**：有灰白色鳞屑片块，边缘明显，有高低不一的断发，可有轻度刺痒，一般不脱发，若由真菌病传染的严重白癣，愈后有瘢痕性脱发。

（二）花斑癣

多见于青年男性，在胸、背、颈、肩部散布淡褐色或淡白色的圆点和不规则片状皮疹，表层有薄糠状鳞屑，发于夏季，有轻度刺痒。

二、临床图谱

女性头癣

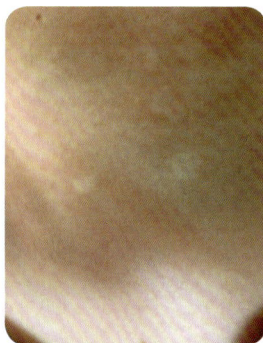

男性背部花斑癣

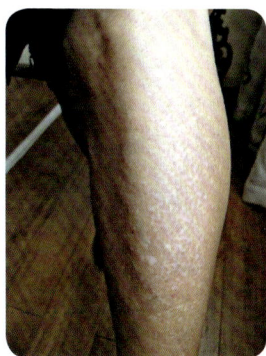

男性腿部花斑癣

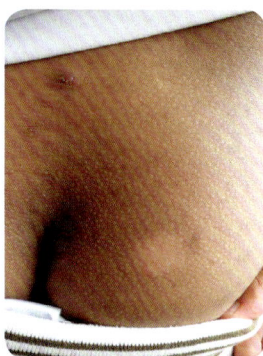

男性臀部花斑癣

三、治疗要点

1. 癣病一般以外治为主，有的可以辅以内服药，但总以除湿杀虫止痒为原则。若有继发感染，应先以治疗，再选用癣药，临床上选用两种以上药物交替使用，浓度由低到高逐步换用，如浸泡方、酊醋类、散剂、软膏类等，涂药要规律，力求根治防止复发。

2. 头癣患者，其治疗关键在于杀虫，治疗期间，必须剪掉头发，并将感染之头发连根拔去，先用明矾水洗去痂皮，敷药后宜包扎或戴帽子，数日后拔去已松动之坏头发，继续敷药，直至痊愈。切忌与头癣患者再次接触，用过之生活用具及理发用具宜定期消毒。

四、治疗头癣与花斑癣验方

1. 治疗头癣

内服方

王不留行散

生地黄15克，丹皮6克，王不留行子10克，地肤子10克，炒苍术15克，炒山药20克，刺蒺藜10克，土茯苓30克，苦参6克，九里光10克，防风10克，吴白芷10克，蒲公英10克，紫花地丁10克，蝉蜕6克。

水煎服，一剂药服2天，一天3次。

外用方

黛柏除湿软膏

青黛5克，生黄柏15克，炒吴茱萸6克，石膏15克，滑石15克，广蛇床15克，百部15克，紫草6克，苦参5克，冰片8克，硼砂10克。

用法：上药共研细末，加入凡士林适量，调成膏状，每日1次。

秃疮膏

雄黄6克，百部15克，黄柏6克，川椒6克，当归15克，紫草30克。

用法：上药共研细末，和猪板油捣成膏状。先将残发剪光，用明矾水将痂洗净，膏涂患处，每天1次。

2. 治疗花斑癣

内服方

白芷汤

刺蒺藜 10 克，吴白芷 10 克，白鲜皮 10 克，菟丝子 15 克，生首乌 15 克，乌梢蛇 15 克，川芎 6 克，炒白芍 10 克，土茯苓 15 克，当归 15 克，紫草 6 克，豨莶草 15 克，地肤子 10 克，骨碎补 15 克，炒苍术 15 克，炒山药 20 克，豆蔻仁 10 克，川贝 6 克。

水煎服，一剂药服 2 天，一天 3 次。

外用方

癜风散：

雄黄 30 克，硫黄 30 克，密陀僧 60 克，轻粉 15 克，枯矾 15 克，豨莶草 30 克。

用法：上药共研细末，过 120 目筛，装瓶备用。取生姜一块，以断面蘸药少许擦患处，擦至汗斑变成浅红色即可。早、晚各擦一次，擦后勿用水洗。

体癣与手足癣

癣为临床所常见的皮肤病，常经年累月迁延难愈，极为顽固，其因多由风、火、湿、毒之邪杂合凝聚蕴瘀于肌肤、经络，以及人体七情变异，营卫失调而形成顽疾。

手癣者，又名鹅掌风，多发于秋、冬季节，因秋、冬季节气候干燥，汗腺分泌较少，不能滋润皮肤，故皮肤肥厚、粗糙、脱屑、皲裂疼痛。而且职业因素也是加重或促进皮裂之原因之一，故手癣者多见于体力劳动者。另外，灰指甲往往与鹅掌风并存，皆由霉菌入侵所致。

足癣者，其因与体内湿热停滞，兼感外邪有关，多发于春、夏二季。因此时湿热熏蒸，素有脚湿气的患者常发生感染，足趾糜烂，瘙痒渗水，甚者足趾红肿，同侧腹股沟淋巴结肿大，并发寒热，治疗多以除湿解毒杀虫为主。

一、临床特征

（一）体癣

光滑皮肤上出现瘙痒性丘疹与水疱性皮疹，有少量鳞屑渐渐向周围扩大，中央部呈干性鳞屑或苔藓样肥厚，而四周呈隆起的鳞屑丘疹水疱结痂性皮疹，形成"圆癣"或"钱癣"，多见于少年。股癣为体癣中的一种，多见于男性或年长者，发生于腹股沟内端阴囊相接触的大腿内上侧部位，其则蔓延后下背部。

（二）手癣

鹅掌风即手癣，初起手心及手指皮下有小水疱，并有燥痒感；日久水疱隐没，叠起白皮，粗厚皲裂，手掌及手指失去弹性，屈伸不利。皲裂夏轻冬重，很少累及手背。

（三）足癣

初起足趾间瘙痒难忍，抓破之后水血津流，其痒稍止。若经久不愈，则潮湿糜烂，脚趾浮肿流脓水。夏日加重，冬日则轻。

（四）甲癣

一般由指、趾甲之游离端开始甲床增厚，甲板呈灰白色肥厚，渐渐蔓延至整个指甲或趾甲，但也可由甲根或侧缘先受累以后渐渐增厚累及整个指甲。一般无自觉症状，常由手足癣互相传染而成。

二、临床图谱

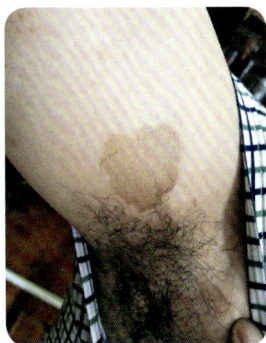
男性股癣（1）

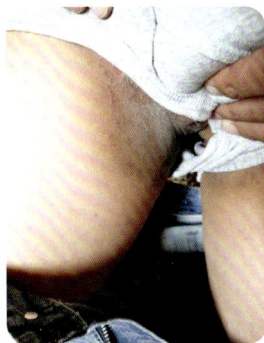
男性股癣（2）

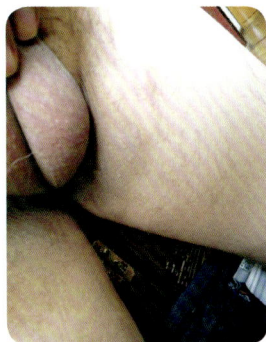
男性股癣（3）

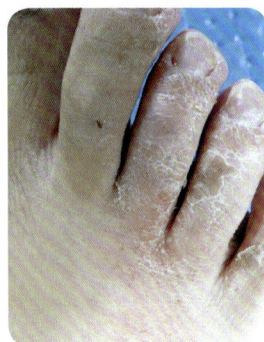
男性足癣

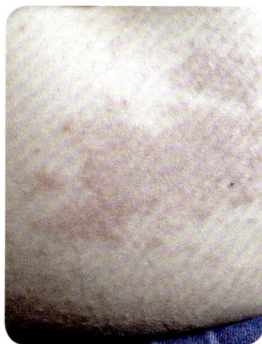

女性腹部体癣

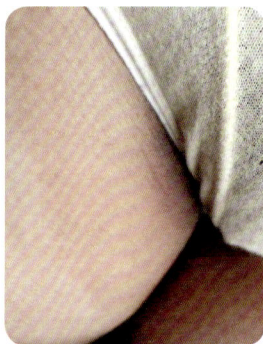

女性股癣

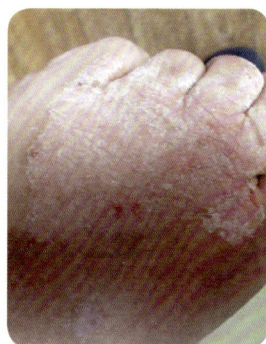

女性足癣

三、治疗要点

1. 足癣继发感染时，应先控制感染，内治宜用清热解毒利湿的下肢湿疹方或阴囊湿疹方加减治疗，外治可酌用1号癣药醋。

2. 治疗甲癣，除了浸泡法外，还有涂甲法、包甲法、拔甲法等。涂甲或包甲法是用锉刀或刀片将病甲削薄，每周1次，同时每天涂药和包甲，或白天涂药夜晚包甲交替进行。拔甲法是对少数病甲者，在其癣病基本治愈之后采用手术拔除病甲，或用药物软化甲板后拔甲，每天涂药至新甲长出为止。

3. 诊断甲癣时，要注意与外伤、白疕、慢性湿疹、营养不良、先天性厚甲症、连续性肢端皮炎、剥脱性皮炎等所引起的指甲改变相鉴别。上述这些甲病常波及多个指甲，并对称发生，真菌检查均呈阴性，故需注意鉴别。

4. 治癣病还应选用对皮肤真菌有明显抑制作用之药物，如有阴亏之候，生乌梅、生首乌、生地黄可选加；若湿邪久留，则宜加海桐皮、威灵仙、萹蓄、白鲜皮等；顽痹诸癣，则宜选用蜈蚣、乌梢蛇、全虫、蜂房之虫类药，配合王不留行、赤芍之属，搜风化瘀，解毒止痒，可谓力大功宏。

四、治疗体癣与手足癣验方

1. 治疗体癣

内服方

王不留行散

　　生地黄15克，丹皮6克，王不留行子10克，地肤子10克，炒苍术15克，炒山药20克，刺蒺藜10克，土茯苓30克，苦参6克，九里光10克，防风10克，吴白芷10克，蒲公英10克，紫花地丁10克，蝉蜕6克。

　　水煎服，一剂药服用2天，一天3次。

外用方

1号癣药醋

　　土大黄（羊蹄根）100克，百部60克，白矾30克。

　　上药切碎捣烂加山西陈醋500毫克，浸泡一周，用药棉蘸汁涂擦患处，每天2~3次。

2. 治疗手足癣

内服方

苦参汤　　加白鲜皮、乌梢蛇

　　生地黄15克，丹皮6克，蒲公英10克，紫花地丁10克，金银花6克，炒栀子6克，炒黄柏6克，龙胆草6克，九里光10克，炒苍术15克，炒山药20克，炒吴茱萸6克，芡实30克，地肤子10克，浙贝母10克，绿豆30克，白花蛇舌草15克，苦参6克，土茯苓30克，吴白芷10克，白鲜皮10克、乌梢蛇16克。

水煎服，一剂药服用2天，一天3次。

外用方

全虫羊蹄酊

羊蹄根（土大黄）120克，百部20克，全虫10个，制川乌10克，土蛇床20克，贯众15克，苦参20克，海桐皮20克，白鲜皮20克，槟榔15克。

制法：以上各药加入75%酒精（或白酒）500毫升，密封。浸泡半个月至一个月，去渣备用。

用法：用毛笔沾药水外涂，每天1~2次。

扁平苔癣

扁平苔癣又名红色扁平苔癣，是一种独特的皮肤和黏膜炎性和瘙痒性疾病，病因不明。皮疹多为多角形扁平丘疹，群集性或孤立性损害，呈紫罗兰色，偶有肥大性斑块、糜烂或大疱。好发在四肢屈面、腰部、外阴部和黏膜，自觉瘙痒，皮疹多在1～2年内消失，留下暂时的继发色素沉着。

一、临床特征

基本皮损初起为针头大小紫红色的多角形丘疹，表面有蜡样光泽，可逐步扩大融合成环形、线状或形态不规则的斑片，皮沟加深呈苔藓样变。丘疹中央微凹有细小角栓，若用油涂于患部后，再以放大镜观察，可以见到灰白色的小点，这是本病的重要特征。损害主要在四肢和躯干，但以腕部屈侧，小腿伸侧为多，口腔和阴部黏膜也常累及。

全身泛发者较为少见，但发病迅速，丘疹颜色鲜红，可稍有水肿，甚至起水疱，以后变紫，消退后遗留色素沉着。

局限性者，多发于四肢，因长期搔抓，丘疹肥厚隆起，形成圆形、多角形、条索状或不规则的斑片，表面粗糙，伴有色素沉着或萎缩性疤痕，其上有紧贴皮肤的鳞屑和角质栓塞，色灰白无华，剧痒。可发于头皮，在毛囊丘疹中央有头发穿过，日久折断。

发于口腔者，多发在口腔、舌体、唇部的黏膜，皮损为针头大小，略高出黏膜面的灰白色丘疹。分散或成群组成白色网状条纹，皮肤上有色素减退或沉着斑，或有萎缩性疤痕，中间夹杂紫褐色丘疹。指甲起纵嵴或破裂，甚至萎缩。

发于阴部者，以肛门和龟头处多见。有灰白色的丘疹和网状条纹，皮肤或在原发损害的基础上发生水疱或大疱。另外，部分病例在足跟处可因摩擦起疱，溃破形成边界清楚、红肿不明显的溃疡，压痛显著。

多数病例在数日后可自行消退，约50%病例皮疹在9个月内消退，85%的病例在18个月内消退，少数病例还可持续较长时间，皮疹消退后留下色素沉着斑，颜色可淡可浓，自淡蓝色至黑色，持续时间数月或较久。根据它的部位可诊断出之前患过本病，少数病例可留下暂时性色素减退。

二、临床图谱

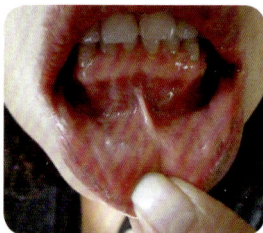

女性口腔扁平苔癣

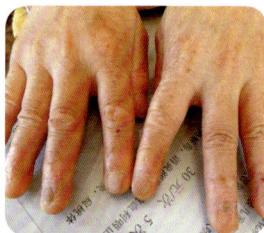

女性手指扁平苔癣

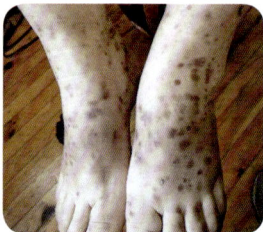

女性下肢扁平苔癣

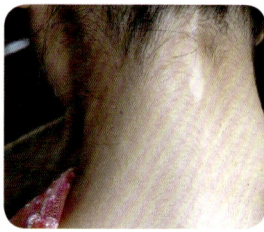

女性线性扁平苔癣

三、治疗要点

1. **对症治疗**：对瘙痒者可给抗组胺剂、镇静及止痒剂等。

2. **糖皮质激素**：一般用小或中剂量泼尼松（每天15~20毫克）口服，症状缓解或皮疹消退后可逐渐减量停药。

3. **维A酸**：一般用阿维A酯或阿维A或异维A酸，常规剂量，分次口服，连服3~4周，无效停用。

4. **环孢素 A**：是一种强效免疫制剂，可用于常规治疗无效的顽固性扁平苔癣，每天 3～6mg/kg 口服，一般 2～4 周内开始见效，效果较好。勿与非甾体类抗炎药同时使用。环孢素 A 口腔含漱（每天 1～5 毫升，每毫升含 0.1 克）治疗口腔扁平苔癣有效。

5. **口服灰黄霉素**：对大疱性扁平苔癣，有时有较好疗效，剂量 200 毫克 / 次，每天 3 次，同时给维生素 B6。

6. **光化学疗法（PUVA）**：采用 PUVA 治疗扁平苔癣可收到良效，具有疗效较高及复发率较低而无需再用维持量来巩固疗效的特点。

7. **其他**：激光治疗、放射线治疗等对肥厚型扁平苔癣有良效。冷冻治疗可用于口腔扁平苔癣的治疗，外科治疗可用于溃疡性、肥厚性、癌变者及口腔黏膜持续性糜烂病变者。

四、治疗扁平苔癣验方

内服方

地丁汤

蒲公英 10 克，紫花地丁 10 克，连翘 10 克，金银花 6 克，生地黄 15 克，丹皮 6g，白鲜皮 10 克，地肤子 10 克，防风 10 克，乌梢蛇 15 克，蝉蜕 6 克，炒黄柏 6 克，炒苍术 15 克，炒山药 20 克 ，豆蔻 10 克，苦参 6 克，土茯苓 30 克，刺蒺藜 10 克。

水煎服，一剂药服用 2 天，一天 3 次。

外用方

上午擦硝酸咪康唑乳膏，下午擦黛柏除湿软膏（见后"外用方"）一次。

化脓性汗腺炎

化脓性汗腺炎是一种大汗腺的化脓性炎症，主要发生于腋窝、外生殖器、肛周等大汗腺分布较多的部位。本病1839年由Velpeau首先描述，1854年Verneuk正式命名，为顶泌汗腺慢性复发性化脓性炎症。发病率约1/300，多见于女性，男女比例为1∶3，由儿童至中年均可发生，但最多见于青春期，女性停经后少，即中医学所谓的"腋痈"。起初小时，其形如核，与"漏腋"类似。如隋代医著《诸病源候论·漏腋候》说："腋下常湿，仍臭生疮。"

一、临床特征

本病多发于中青年女性，主要发生于腋窝，其次是肛门、外阴、乳晕、腹股沟等处。初起的损害为一个或多个皮下硬性结节，触痛，结节可自行消退，但通常扩大，与周围结节融合形成大片斑块，表面可出现小脓疱，也可无明显化脓。经数周或数月，结节深部化脓，穿破表面形成窦道及较大的潜行性不规则溃疡。腋部化脓性汗腺炎更多见于女性，而会阴部化脓性汗腺炎男性较多，且常伴有聚合性痤疮。皮损表现为豌豆大结节，较硬，位于腹股沟、阴阜、外阴、股内侧、肛周及阴囊。结节破溃后形成穿掘性脓肿及潜行性溃疡，形成瘘道互相连接。女性乳房也可累及，常伴黑头粉刺，其病程较腋窝化脓性汗腺炎更持久，可持续数年。

二、临床图谱

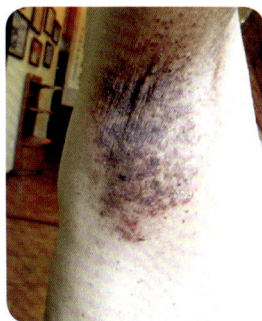

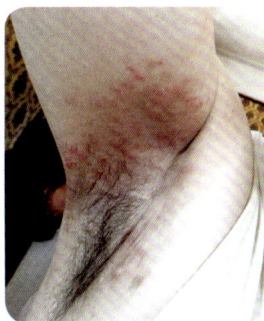

男性腋窝化脓性汗腺炎　　　女性化脓性汗腺炎　　　女性肛门化脓性汗腺炎

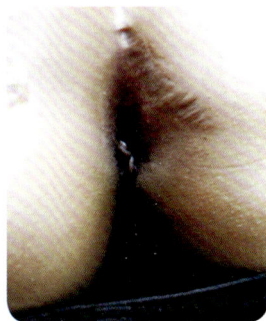

三、治疗要点

1. 戒烟，控制饮食以减轻肥胖，穿宽松衣服以减少出汗。
2. 早期急性损害全身应用足量抗生素。
3. 免疫抑制剂：有报道口服环孢素有效，但需注意其不良反应。
4. 对反复发作、久治不愈者，可用浅层 X 线照射治疗。
5. 手术治疗适用于脓肿已形成者，应切开引流。反复发作者可手术切除病变组织。病灶小者，可敞开病灶基底部换药；病灶广泛者可广泛切除感染灶，伤口二期愈合或植皮。

四、治疗化脓性汗腺炎验方

内服方

苦参汤　加天花粉

生地黄 15 克，丹皮 6 克，蒲公英 10 克，紫花地丁 10 克，金银花 6 克，炒栀子 6 克，炒黄柏 6 克，龙胆草 6 克，九里光 10 克，炒苍术 15 克，炒山药 20 克，炒吴茱萸 6 克，芡实 30 克，地肤子 10 克，浙贝母 10 克，绿豆 30 克，白花蛇舌草 15 克，苦参 6 克，土茯苓 30 克，吴白芷 10 克，天花粉 10 克。

水煎服，一剂药服用 2 天，一天 3 次。

外用方

上午擦黄柏散（见后"外用方"），下午擦夫西地酸乳膏。

蜂窝织炎

　　蜂窝织炎为金黄色葡萄球菌、溶血性链球菌、厌氧性或腐败性细菌所引起的广泛的皮肤和皮下组织弥漫性化脓性炎症。化学性物质注入或异物存留于软组织也能导致急性蜂窝织炎。本症原发者占多数，细菌通过皮肤小的创伤而侵入皮内；也可为继发性，即由其他局部化脓性感染直接扩散而来，或由淋巴道或血行性感染所致。以起病急、扩散迅速、范围广泛、局部红肿热痛、边界欠清，伴有发热、畏寒等全身症状为特征。中医学称之为"发""痈"。

一、临床特征

　　1. 好发于下肢、足、背、颜面、外阴及肛周等部位。

　　2. 局部红肿热痛，边界不清，病变中央色较深，疼痛及压痛明显，以后软化形成脓肿，溃破后排出脓液及坏死组织。

　　3. 局部自觉灼热疼痛，伴有畏寒、发热、头痛、乏力、食欲减退等全身症状，严重者可有脓毒败血症。

　　4. 常并发淋巴管炎和淋巴结炎，严重者可引起脓毒败血症。

　　5. 外周血白细胞计数及中性粒细胞计数均明显增高。

　　6. 本病可发生于全身任何部位，发生于指趾的称为瘭疽，发生于颌下者可发生喉头水肿，甚至造成窒息。新生儿蜂窝织炎可发生广泛的皮下组织坏死。金黄色葡萄球菌引起者，脓液稠厚，易形成限局性脓肿；溶血性链球菌引起者，脓液稀薄，呈血性，病变扩散较迅速。

　　7. 在眼眶周围的蜂窝织炎较严重，多由于局部外伤、虫咬后感染或副鼻窦炎（尤其筛窦炎）扩散所致，表现为眼眶周围组织潮红、肿胀，细菌很容易扩散到眼窝内及中枢神经系统，出现眼球突出及眼肌麻痹。对此种病人，除了加强抗生素治疗外，应及时应用放射线或 CT 检查眼窝与鼻旁窦情况。

二、临床图谱

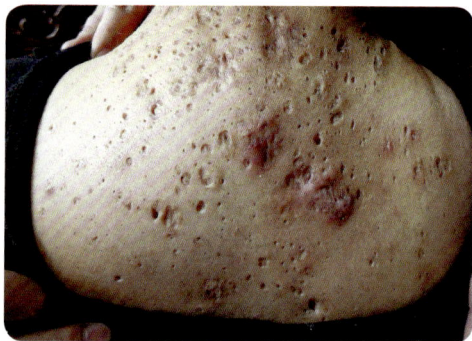

女性背部蜂窝织炎

三、治疗要点

1. 注意患部清洁，忌搔抓或接触生冷水，加强营养。

2. 注意患部休息，发于四肢者宜制动，并适当抬高患肢。口底或颌下蜂窝织炎病人应少说话，必要时禁食。

3. 锻炼身体，增强体质，提高机体抵抗能力。

4. 加强劳动保护，预防皮肤及软组织外伤。

5. 全身治疗，应给患者加强营养，可给予多种维生素口服，必要时加用止痛、退热药。必须及早应用大量青霉素或其他抗生素。

6. 局部治疗：用紫外线照射或短波物理治疗，当局部形成脓肿后，需施行切开引流。

四、治疗蜂窝织炎验方

内服方

苦参汤　加天花粉

生地黄 15 克，丹皮 6 克，蒲公英 10 克，紫花地丁 10 克，金银花 6 克，炒栀子 6 克，炒黄柏 6 克，龙胆草 6 克，九里光 10 克，炒苍术 15 克，炒山药 20 克，炒吴茱萸 6 克，芡实 30 克，地肤子 10 克，浙贝母 10 克，绿豆 30 克，白花蛇舌草 15 克，苦参 6 克，土茯苓 30 克，吴白芷 10 克，天花粉 10 克。

水煎服，一剂药服用 2 天，一天 3 次。

外用方

上午擦夫西地酸乳膏，下午擦黄柏散（见后"外用方"）。

硬皮病

硬皮病是结缔组织病的一种，是皮肤失去弹性而硬化的胶原性疾病，多发于中年妇女，类似于中医学文献中的"皮痹"。以皮肤初期浮肿失去弹性，继而硬化，终则萎缩为特点。临床上，分局限性和系统性两型，前者分为片状、带状和点滴状三种。尽管不侵犯任何系统，但常能造成残废和毁容，是一种自限性皮肤病。后者有肢端硬皮病和弥漫性硬皮病之分，可使全身大部分皮肤硬化，并伴有内脏器官病变，此型病情重，呈进行性。以往认为这是一种胶原性疾患，由于有较多自身抗体出现，目前认为它也是一种自身免疫性疾病，迄今尚无令人满意的疗法。

一、临床特征

（一）局限性硬皮病

病变只发生于皮肤某一局部，病程缓慢，皮疹形态不一，常见有以下类型：

1. **斑状硬皮病**：常发生于头、腹、背、颈、四肢、面部，呈圆形或不规则形淡红色水肿性斑片，日久或数月后扩大并硬化，呈淡黄色或象牙色，损害单个或多个未定，有时呈对称性。

2. **点状硬皮病**：多见于胸、颈、肩、臀、股等部，为黄豆至硬币大小之白色或象牙色斑点，圆形，皮疹发硬轻微，消退后残留轻度萎缩的色素斑。

3. **线状或带状硬皮病**：常发生于一侧肢体，如上肢、下肢或头面等，皮疹呈刀砍刀劈状，多为淡褐色。

（二）系统性硬皮病

除了广泛侵犯皮肤外，还常出现内脏损害，有以下特点：早期常有雷诺现象及关节痛，有时也可见食欲减退、不规律发热等；早期肿胀，继而发硬，后期出现萎缩。常由上肢远端和面部开始，呈对称性分布，逐渐向近端和全身发展。

中晚期硬皮病病人常有下列特征：发于肢端者，指头变细，手指僵硬不能握拳，关节强直，称肢端硬皮病；若有内脏病变，以关节、心、肺、消化道为多见，其他有肾、肌肉等，损害可出现于皮肤症状之前，称为内脏硬皮病。

二、临床图谱

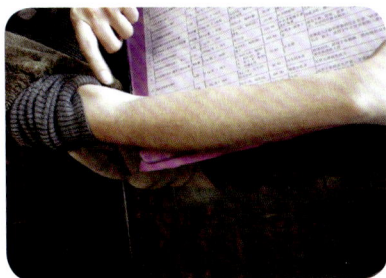

女性上肢硬皮病

三、治疗要点

1. 中西医结合治疗硬皮病，虽然取得了一些初步的突破和一定的疗效，但疗程过长并且痊愈和根治还比较困难，因此早期诊断、早期治疗将是一个现实的途径。另外，对其病因和中药有效成分的研究也有待进一步深入。

2. 根据近年来对硬皮病的病理学研究表明：本病最先累及血管系统，发生血管周围炎、毛细血管明显减少，从而导致表皮萎缩和真皮增厚，且可能与结缔组织异常和纤维母细胞增殖异常及免疫功能异常有关。因此，活血化瘀药与温肾益气药的配合运用，对本病的治疗起到了一定的作用。

3. 硬皮病之病理特点有二：其一是结缔组织的硬化性改变，其二为小血管之病理性改变，而活血化瘀药恰好作用于这两个病态环节上。笔者临床经验表明，活血化瘀之药稍佐温经之品，可以使硬化的结缔组织发生软化，这是具有实际临床和理论意义的课题，值得进一步研究。活血通络药可选用丹参、鸡血藤、炙甲珠、延胡索、蜈蚣、路路通、地龙、丝瓜络、橘络等。

4. 本病症状错综复杂，虚实兼挟，内外同治，易于收效。如红花透骨方熏洗，具有疏风、散寒、通络的功效，直接作用于肤表患处，可达活血脉、蠲痹闭之目的；而龙象生肌散对于久不收敛之溃疡面，确有疗效。

5. 根据作者临床观察，采用中西医综合的治疗方法，配合小量激素，强的松每天 10 毫克，或合硫唑嘌呤 50 毫克，以及西医营养支持疗法，如维生素 E 每次 100～400 毫克，或胎盘组织浆注射疗法均可运用，比单纯用中医辨证治疗的疗效更好。

6. 本病患者平时应加强皮肤锻炼，提高身体耐寒能力，采取保暖措施，禁忌吸烟等。

四、治疗硬皮病验方

内服方

温皮汤

生黄芪 15 克，巴戟天 15 克，淫羊藿 15 克，丹参 15 克，桂枝 7 克，山药 15 克，怀牛膝 12 克，鸡血藤 15 克，干姜 10 克，土炒白术 10 克，生、炒苡仁各 15 克，红花 6 克，丝瓜络 10 克。

水煎服，一剂药服用 2 天，一天 3 次。

外治法

1. 凡皮损处于浮肿期或硬化期，可用红花透骨方

透骨草 15 克，刘寄奴、伸筋草、当归、桂枝各 12 克，川椒、红花、细辛、苏木、生艾叶各 6 克。

用法：煎煮 30 分钟，乘热熏蒸，患处外敷毛巾持续 15 分钟，每天 1～2 次。

2. 患处发现营养不良性溃疡面，或久不收敛者，可用龙象生肌散

煅龙骨 60 克，真珠粉 15 克，生黄柏 15 克，炉甘石 30 克，赤石脂 30 克，广血竭 8 克，冰片、海螵蛸、炙乳香各 3 克。

用法：上药共研细末，装瓶备用，药粉撒布疮面即可。

单纯疱疹

单纯疱疹（herpes simplex）是因感染人类单纯疱疹病毒引起的，发生在皮肤黏膜交界处的群集性疱疹。单纯疱疹病毒分为Ⅰ型和Ⅱ型：Ⅰ型主要感染腰以上的部位，如颜面部等；Ⅱ型主要感染腰以下的部位，如外生殖器。本节只讲述主要由Ⅰ型病毒感染所致颜面部的单纯疱疹。主要由Ⅱ型病毒所致的生殖器疱疹也可参见《施慧中医男科专集·男性性传播疾病》部分。

本病主要通过直接接触传染，病毒经口腔、鼻咽部、眼结膜及破损皮肤侵入人体，约90%的人不出现临床症状（亚临床型），只有约10%的人有临床表现（原发型单纯疱疹）。随后人体产生抗体，消除大部分病毒。少数病毒侵入周围神经，沿神经轴索移行至三叉神经节或感觉神经节，潜伏在神经细胞内。某些诱因可使本病复发（复发型单纯疱疹）。本病的主要病理变化为表皮细胞气球状变性、网状变性和凝固性坏死、表皮松解形成水疱。细胞内可见包涵体病毒。真皮乳头轻度水肿，血管周围有炎性细胞浸润。

一、临床特征

（一）原发型单纯疱疹

初次感染HSV后，约90%的人无症状，只有少数人发病。临床表现如下。

1. **疱疹性齿龈口腔炎**：多见于2~5岁的儿童，也可以发生于成年人。初有发热、乏力、咽喉疼痛、局部淋巴结肿大等全身症状，继之在口腔黏膜、颊、舌、咽部出现水疱。水疱破溃后形成浅溃疡，表面发白。齿龈部潮红肿胀，容易出血，多伴有局部疼痛，影响进食，3~5日后发热等全身症状消退，2周左右溃疡逐渐愈合。

2. **疱疹性结膜角膜炎**：结膜炎表现为球结膜和睑结膜充血、水肿，有时可见小水疱。常合并眼睑单纯疱疹。角膜病变可表现为树枝状溃疡、地图状溃疡或盘状角膜炎，可留下瘢痕，影响视力。此时若局部应用糖皮质激素制剂可致角膜穿孔、前房积脓，甚至导致失明。

3. **新生儿疱疹**：因母亲患有生殖器疱疹，新生儿在产道感染上 HSV-Ⅱ，出生后 6 天左右发病，表现为哭闹不安、喂养困难、高热、肝大、黄疸、发绀。皮肤及眼结膜出现疱疹、糜烂。临床上也有无皮肤黏膜损害的案例。严重者可引起脑炎、脊髓膜炎。本病病情严重，易致死亡，偶有幸存者，留有永久性后遗症。

4. **疱疹样湿疹**：多发于 5 岁以内的患有特异性皮炎或湿疹的儿童。偶发于患脂溢性皮炎、脓疱疮、落叶性天疱疮、毛囊角化病的成人。在感染单纯疱疹病毒后，经过大约 5～19 天潜伏期，在原有皮损部位及其周围皮肤突然出现密集成群的脐窝状水疱，疱壁紧张发亮，并很快转变为脓疱，可伴高热、全身不适等症状。多数预后良好，1～2 周后皮疹干燥结痂而脱落，少数病人可并发角膜炎、脑炎或内脏损害。

（二）复发型单纯疱疹

往往由于发热、受凉、过度疲劳、消化不良、精神因素、紫外线照射、月经等因素引起单纯疱疹复发。常在同一部位反复发作。临床表现如下。

1. **口唇疱疹**：损害最好发于口角、唇周，其次是鼻孔附近、颊、耳以及面部其他部位，自觉瘙痒、烧灼感。发生于口唇部位的皮疹，张口时有牵动感。水疱内含有清澈透明的液体，2～3 天后变混浊。之后水疱破溃、糜烂、结痂，痂脱落而愈合，整个病程约 10 天左右。

2. **生殖器疱疹**：生殖器复发型疱疹近年逐渐增多。损害好发生于男性的包皮、龟头、冠状沟，女性的阴唇、阴阜、阴蒂或子宫颈。水疱数目、自觉症状以及持续时间均比原发型生殖器疱疹轻。如发生于早孕妇女，容易发生流产。每次复发后症状逐渐减轻，愈合时间缩短，复发间隔时间延长。

3. **复发性疱疹性角膜炎**：表现为复发性边缘性角膜炎或树枝角膜炎，可伴一侧耳前淋巴结肿大。最初只有浅表性角膜混浊，反复发作可引起瘢痕，导致视力障碍。

二、临床图谱

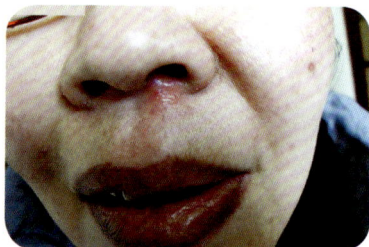

女性鼻腔单纯性疱疹

三、治疗要点

（一）全身治疗

1. 抗病毒：病情较重者，可酌情选用阿昔洛韦200毫克/次，5次/天；泛昔洛韦250毫克/次，3次/天；伐昔洛韦300毫克/次，2次/天；新生儿单纯疱疹应早期静脉滴注阿昔洛韦30mg/kg/d，或阿糖胞苷30mg/kg/d，疗程10~21天。

2. 免疫调节：对少数严重者可选用干扰素100U肌内注射，1次/天，或300U肌内注射，隔日1次；其他如左旋咪唑、聚肌胞、干扰素诱导药、转移因子、胎盘或丙种免疫球蛋白等也可酌情选用。

3. 抗生素：继发细菌感染时，酌情选用抗生素。

（二）局部治疗

以干燥、收敛和预防感染为原则。

1. 外用1%~5%阿昔洛韦软膏、1%喷昔洛韦软膏、0.1%碘苷（疱疹净）或阿昔洛韦眼药水等抗病毒，2~5次/天；3%膦甲酸钠软膏、1%氯锌油、紫草油也可选用，3~4次/天。

2. 如继发细菌感染，可外用红霉素软膏、莫匹罗星（百多邦）软膏、0.5%新霉素软膏。局部禁用皮质激素类软膏，以免引起皮损扩散。

（三）治疗难点

单纯疱疹的治疗有两个方面的难点。

1. 无胸腺嘧啶核苷激酶的单纯疱疹病毒变异株对以阿昔洛韦为代表的鸟苷类抗病毒药耐药。

2. 本病极易复发，目前尚无理想的防止单纯疱疹复发的方法。但笔者在长期临床中所用的中药验方能有效地降低单纯疱疹的复发率，为治疗本病开辟了一条新路。

（四）注意事项

1. 锻炼身体，增强体质，提高身体免疫功能和抗病力。

2. 避免过度疲劳，预防感冒、发热、胃肠功能障碍等，减少单纯疱疹发生。

3. 忌食肥甘厚味及辛辣之品。

4. 局部保持清洁，防止继发感染。

四、治疗单纯疱疹验方

内服方

龙胆除湿汤

龙胆草6克，炒栀子6克，生地黄15克，丹皮6克，紫花地丁10克，蒲公英10克，天花粉10克，九里光10克，川贝母10克，地肤子10克，金银花6克，连翘10克，炒黄柏6克，炒苍术15克，炒山药20克。

水煎服，一剂药服用2天，一天3次。

外用方

上午用夫西地酸乳膏，下午用黄柏散（见后"外用方"）外擦。

结节性痒疹

　　结节性痒疹又称结节性苔癣，是以多发于四肢、散在、豆大疣状褐色坚实结节、剧烈瘙痒为特征的慢性瘙痒性皮肤病。发病后，结节数目逐渐增多，往往经年累月不愈。甚至一二十年不愈。皮肤高低不平，根硬结而痒剧。

　　病因尚未明确，可能与昆虫（如螨、蚊、蠓、白蛉、臭虫等节肢动物）叮咬有关，为特殊体质的个体在虫咬皮炎后持续的异常炎症反应，其他如胃肠功能紊乱、内分泌代谢障碍以及神经、精神因素在发病中的作用尚有待证实。属于中医学"马疥"或"顽湿聚结"的范畴。

一、临床特征

　　本病在成年女性中较为多见。初发常为淡红色风团、丘疹，逐渐变为黄豆至蚕豆大小的半球形坚实结节。表面粗糙为疣状增生，呈褐红、灰褐色，成群或散在分布，数目不定，数个至数十个不等。阵发性剧痒，夜间或精神紧张时尤甚。好发于四肢伸侧，严重时面、额、胸、背、腰、腹等处均可受累，病程缓慢，有的长期不愈。

二、临床图谱

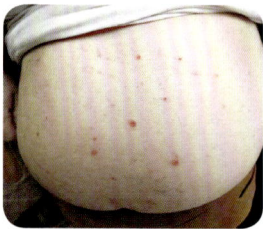

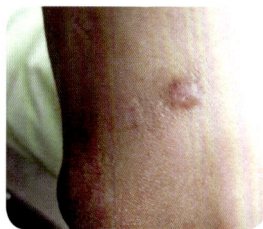

男性腹部结节性痒疹　　　　男性上肢结节性痒疹　　　　男性手臂结节性痒疹

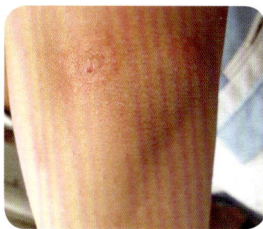

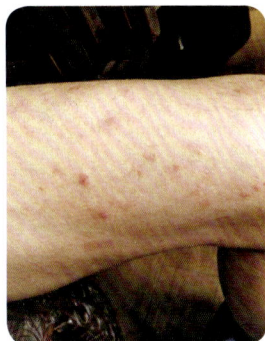
男性腿部结节性痒疹

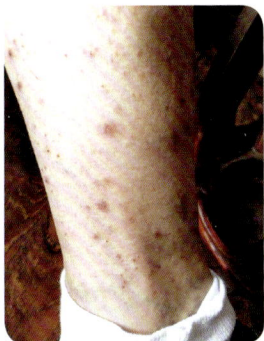
男性下肢结节性痒疹 (1)

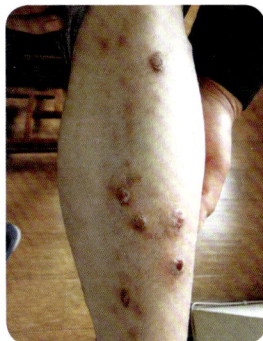
男性下肢结节性痒疹 (2)

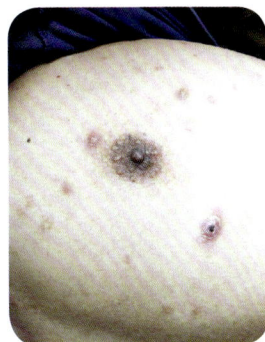
男性胸部结节性痒疹

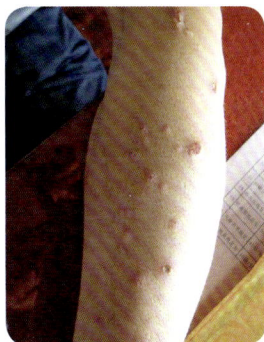
女性上肢结节性痒疹 (1)

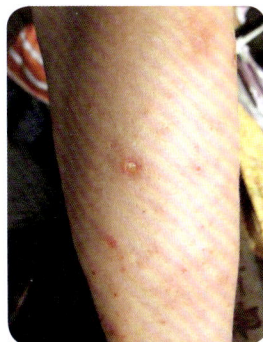
女性上肢结节性痒疹 (2)

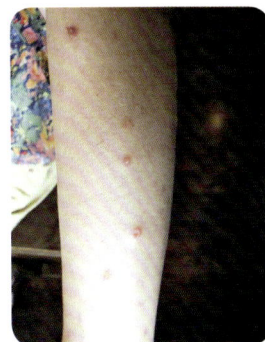
女性上肢结节性痒疹 (3)

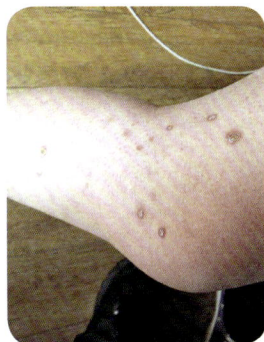
女性腿部结节性痒疹 (1)

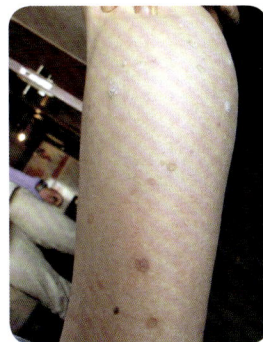
女性腿部结节性痒疹 (2)

三、治疗要点

1. 系统治疗：对皮损泛发、病情顽固、局部治疗效果不好者，可选择几种内服药物联合治疗，往往可取得满意的疗效。

2. 皮损增生明显、质硬者可口服维胺酯 25 毫克，每天 3 次，或异维 A 酸 10 毫克，每天 1~2 次，用药时注意患者肝、肾功能的变化。同时加服维生素 E 0.1~0.2 克，每天 2 次。

3. 物理治疗：可用液氮冷冻，激发治疗或核素治疗。

4. 本病尚无特效疗法，在治疗中，应尽可能寻找病因，积极治疗，避免虫咬及搔抓。

5. 衣被清洁柔软，少用化纤制品，避免刺激性食物。

四、治疗结节性痒疹验方

内服方

紫草汤　*去丹参，加苦参*

生地黄 15 克，丹皮 6 克，紫草 6 克，金银花 6 克，蒲公英 10 克，紫花地丁 10 克，赤芍 10 克，地肤子 10 克，白鲜皮 10 克，白花蛇舌草 15 克，土茯苓 30 克，生首乌 15 克，炒苍术 15 克，炒山药 20 克，豆蔻 10 克，乌梢蛇 15 克，连翘 10 克，苦参 6 克。

水煎服，一剂药服用 2 天，一天 3 次。

外用方

上午擦卤米松软膏，下午擦黛柏除湿软膏（见后"外用方"）。

鱼鳞病

　　鱼鳞病是一种常见的遗传性角化障碍性皮肤病。以皮肤干燥、粗糙，伴有鱼鳞状鳞屑为特征，为一组遗传性疾病。临床特点为皮肤鳞屑的过度堆积，其严重程度从轻微、无症状的皮肤改变，甚至危及生命。本病为先天性，自幼即有，多在1~4岁发病，随年龄增长而加剧，至青春期最显著，以后可停止发展。常有家族史，冬重夏轻，属于中医学中"蛇皮癣"的范畴。

一、临床特征

　　1. 好发于四肢伸侧及躯干部，常对称性分布，严重者可波及全身。

　　2. 损害为皮肤干燥、粗糙，表面覆有淡褐至深褐色的糠秕状或菱形、多角形的鱼鳞状鳞屑，常伴有掌跖角化或皮纹显著、头皮有糠秕状脱屑等。

　　3. 一般无自觉症状，偶可有轻微的痒感。

　　4. 慢性病程，与季节关系密切，常于冬季加重，夏季减轻。

介绍几个主要的临床特征：

　　（1）寻常型鱼鳞病

　　①为该组疾病中最常见的临床类型，临床上常表现为轻度泛发的角化过度、皮肤干燥、鱼鳞状鳞屑，下肢尤其明显，而腋窝、肘窝、腘窝、颜面一般不受累，常伴发毛发角化症及特异性疾病。

　　②其发病年龄3~12个月，男女发病率相同。

　　③每至春夏气温升高，相对湿度增大时，鳞屑脱落，皮肤变得光滑。秋冬来临时，疾病又复发如故。随着年龄增长，疾病有逐渐加重的趋势。青春期后，由于皮脂腺、汗腺功能活跃，症状可趋于缓解，但不会完全消失而伴随终生。

④为常染色体显性遗传性疾病。

（2）性联遗传性鱼鳞病

①仅见于男性。

②出生后不久即发病，为X染色体性联遗传性疾病，基因位点位于Xp22.32，因类固醇硫酸脂缺乏所致。

③皮肤损害虽然与寻常型鱼鳞病相似，但远较后者更严重。在寒冷干燥的季节，堆积极厚的污褐色角质鳞屑块，犹如全身披挂一副黑色的铠甲。

④皮疹为大片黏附性污秽的棕色鳞屑，主要累及后颈部、躯干、四肢伸侧，肘窝、腘窝、颜面也可波及，但常无掌跖受累。

⑤随年龄增长，颈、面、头皮等处损害可能减轻，但腹及下肢变得更严重。炎热潮湿季节虽可缓解，但仅是堆积的鳞屑稍少一些而已，疾病伴随终生。

⑥50%成年男性患者出现逗点状角膜浑浊，部分女性携带者可出现类似改变。

（3）板层状鱼鳞病

①出生后发病，全身被一层胶样薄膜包裹，类似胶样婴儿，数周后胶样薄膜脱落，出现全身红皮及睑外翻、唇外翻。

②由于皮肤经常发生细菌感染，而致头皮出现瘢痕性秃发。

③儿童及成人则表现为大片棕色厚痂，尤以四肢明显，屈侧可受累，关节周围可出现疣状角化过度、掌跖角化、皲裂，红皮较婴儿期加重。

④为罕见的常染色体隐性遗传性疾病，基因位点位于14q11、2q33-35，转谷氨酰胺酶活性降低或缺乏与本病有关。

⑤由于腺体阻塞，常导致无汗，由于角质层爆裂，导致脱水，皮肤易发生细菌感染。

⑥本病终生不愈。倘若能安全度过儿童期，则随年龄增长，症状可逐渐缓解。有的到成年时，仅有全身轻度发红和少量细薄干燥鳞屑，即所谓的鱼鳞病样红皮病。

（4）表皮松解性角化过度鱼鳞病

也称大疱性先天性鱼鳞病样红皮病。

①出生时或出生后不久出现泛发或局限性水疱，随着时间的推移，全身皮肤逐渐增厚，呈角化性及疣状外观，四肢屈侧和皱襞处、肘膝部尤为明显，可散发出异味。

②常有睑外翻、角膜营养不良、畏光。

③常伴掌跖角化过度、甲受累、口腔黏膜无改变。

④可反复出现水疱，也可只表现为局限性的线状疣样损害。

⑤少数患者身材矮小，伴有智力迟钝及其他发育异常。随年龄增长，症状逐渐缓解，新发水疱减少，分布渐渐局限，最后消失。约有20%患者以此轻微的症状延续至成年以后。

⑥为常染色体显性遗传性疾病，角蛋白1/10表达与本病有关。

（5）局限性线状鱼鳞病

①常染色体隐性遗传性疾病，出生时或生后不久即出现，为板层状鱼鳞病的变异型。

②头面部弥漫性红斑及脱屑，呈脂溢性皮炎样改变。

③躯干、四肢泛发的游走性环状、多环状红斑及鳞屑，周边为"双边"鳞屑。

④皮损约1周发展至最大直径，并开始消退，夏季几乎恢复正常。

（6）胶样婴儿

为板层状鱼鳞病的婴儿期改变，患儿出生时即被一层半透明的羊皮纸样薄膜包裹，数周后薄膜脱落，导致体温调节障碍及并发感染的危险性增加。薄膜脱落后的皮肤呈湿润的鲜红色，经过短期、反复的大片脱屑后，皮肤可逐渐恢复正常。有的病人可终生有反复的薄纸状脱屑。常伴有掌跖角化过度。

二、临床图谱

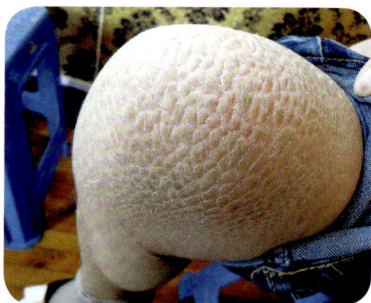

男性腿部鱼鳞病

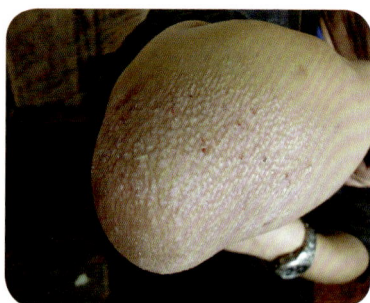

女性手肘鱼鳞病

三、治疗要点

1. 避免近亲结婚。加强皮肤护理，防止皮肤干燥，禁用碱性肥皂洗浴，可适当外涂护肤油脂，保持皮肤柔润。

2. 冬季应避免寒冷刺激，注意衣着保暖，防止暴露部位皮肤受冻。

3. 注意饮食营养，多食新鲜蔬菜和水果及动物肝脏、蛋黄、豆类。

4. 润肤保湿剂：适用于各型鱼鳞病的治疗：冷霜、凡士林等，外用后可在角质层表面形成一层"油膜"减少水分丢失；尿素或尿囊素霜，帮助角质层储存水分而起到保湿作用；润肤皂或润肤液洗浴。

5. 对于胶样婴儿，出生后即应置于保育箱内，严格监测温度、湿度，注意水、电解质及营养支持等，有感染时应用抗生素治疗。

6. 鱼鳞病外用保湿制剂，常获得满意的近期效果。掌跖角化症外用较高浓度的角质分离剂，可使增厚的角质层脱落，疼痛的皲裂得以愈合。

7. 随着遗传学，特别是分子生物学的进步，若干遗传性皮肤病（如性连锁鱼鳞病等），已能通过产前诊断，及早发现患病胎儿，及早中止妊娠。也确有部分遗传性皮肤病，例如色素失禁症、单纯型大疱性表皮松解症，以及肥大细胞增多症的某些类型等，随着年龄增长可以自愈。

8. 遗传性皮肤病无一例外，都有明显的皮肤损害。除少数疾病外，遗传性皮肤的皮损多自幼发生，且持续终生，还不断增多或加重。

9. 很多遗传性皮肤病，常因一些外界因素的影响而恶化，避免日光照射，症状常可减轻。

10. 除少数疾病外，例如遗传性过敏性皮炎多有严重的瘙痒，遗传性皮肤病的损害多无明显的主观症状，不痛也不痒。

11. 迄今为止，多数遗传性皮肤病尚无有效的治疗方法。

四、治疗鱼鳞病验方

内服方

鱼鳞汤

当归15克，生地黄15克，熟地黄15克，生山药15克，白鲜皮10克，地肤子10克，苦参6克，紫草6克，生首乌15克，丹参15克，土茯苓30克，吴白芷10克，白花蛇舌草15克，九里光10克，炒苍术15克，砂仁10克。

治以养血活血，润燥息风。水煎服，一剂药服用2天，一天3次。3个月为一个疗程。

外用方

用黛柏除湿软膏（见后"外用方"），每天外擦2~3次。

掌跖脓疱病

掌跖脓疱病又称脓疱性细菌疹，是一种仅发于掌跖部的慢性复发性皮肤病。以在红斑的基底上周期性发生深在的成簇无菌性小脓疱，伴角化及脱屑为特征。1928 年由 Dore 首先把本病从连续性肢端皮炎中分离出来，成为独立性疾病。本病的分类仍然是一个有争议的问题，Andrews 等认为是化脓引起的变态反应，笔者认为本病是脓疱性银屑病的局限型，但另外一些医者认为它是一种独立的疾病，由于本病组织示表皮内单房性脓疱，而银屑病在掌跖部位的损害则无此特征。本病病因不明，好发于 30～50 岁的中年人，女性多于男性，与体内慢性病灶有关，属于中医学"田螺疱"的范畴。

一、临床特征

本病好发于 30～50 岁，女性较男性多见。掌跖脓疱病为局限性皮肤病，全身情况无改变，开始皮疹发生在掌或跖部。尤在手的掌中部或鱼际肌处为主，在足部以足跟和足弓部为多见，逐渐蔓延至掌跖各处以及侧缘，可单侧或双侧同时，或掌跖同时发病。在红斑基础上发生小而深在性脓疱，或先为小水疱而后较快变成脓疱。经数天至数周，脓疱干涸、结痂、脱屑，随即成簇的新脓疱又起，反复发作，时轻时重，脓疱消退后脱屑，稳定时以红斑、脱屑、干裂为主，自觉有瘙痒或疼痛感，无全身症状，病情反复迁延可达数十年。

二、临床图谱

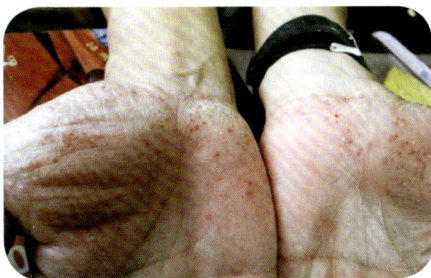

男性掌跖脓疱病

三、治疗要点

1. 寻找病因，寻找感染灶，发现时给予控制感染，同时寻找金属致敏原和牙料。如有扁桃体炎用抗生素或手术切除；斑贴试验阳性时，找出过敏物，并及时去除过敏物质等。

2. 防止外伤，避免搔抓及不良刺激。预防继发感染。

3. 加强营养，忌食辛辣发物，注意休息。

4. 西医治疗：皮质激素可用于急性发作，皮损较重患者，一般用强的松30~60毫克/日。但不能完全控制病情，停药后仍可复发。

四、治疗掌跖脓疱病验方

内服方

栀子解毒汤

生地黄15克，丹皮6克，土茯苓30克，苦参6克，蒲公英15克，紫花地丁15克，白花蛇舌草15克，炒黄柏6克，天花粉

10克，炒栀子6克，浙贝母12克，炒苍术15克，炒山药15克，砂仁10克，龙胆草6克，金银花6克，连翘10克，薏苡仁30克。

水煎服，一剂药服用2天，一天3次。

外用方

局部可用紫竭膏（见后"外用方"），把软膏涂于患处用纱布覆盖即可。

丹 毒

　　丹毒是皮肤忽然变赤，发无定处，进展迅速的一种急性皮肤病。因色如丹涂脂染，意如火烙，故名丹毒，是由溶血性链球菌侵入而引起的急性炎症，常因皮肤破损感染所致，如抓破鼻黏膜或足癣皮肤等。其特点是病起突然，恶寒发热，局部皮肤焮热肿胀，迅速扩大，发无定处，边界清楚的水肿性红斑。

　　中医学认为，丹毒为病，火毒为患，其治则为清热解毒、活血利湿。丹毒有急、慢之分，急者为火毒凝滞，迁延失治，则转为慢性。因发病部位不同，故命名也各异。生于头面者，称"抱头火丹"；生于腿胫部，称"流火"；生于肋下腰胯者，称"内发丹毒"；游走全身者，称"赤游丹"等。临床常见者，有"颜面丹毒"和"下肢丹毒"两种。下肢丹毒极易复发，常延成慢性丹毒，若发作频繁，可成为大脚风症（橡皮腿）。

一、临床特征

　　病人可先有短暂之全身不适、疲乏、关节酸痛等前驱症状，继之突然畏寒，高热，体温一般在 39℃以上，同时出现局部皮肤损害。皮肤局部开始是一片红肿斑片，迅速向四周扩大成大片肿胀团块，炎症剧烈时可出现水疱或大疱，甚至皮肤坏死，皮损边界清楚，局部灼热，有压痛。病变区附近淋巴结如腹股沟淋巴结、颌下淋巴结可肿大，有压痛。

　　检验：白细胞及中性粒细胞显著增高，呈急性感染性炎症血象，尿液可会有蛋白等改变。

（一）颜面丹毒

　　面部皮损往往由单侧鼻旁或耳前开始，迅速扩展至同侧面颊，还可越过鼻背而扩展至整个面部，甚至头皮，眼睑有高度水肿。如由鼻部破损引起者，先发于鼻、额，次肿于目；耳部破损引起者，先肿于耳，次肿及头角；

头皮破损引起者，先肿于头额，次肿及脑后。

（二）下肢丹毒

多见于农村青壮年，常见下肢一侧（多发内侧），局部红肿实硬，或状若伏掌，或如绳索。发生于腿胫部者，多由趾间破损而引起，先肿于小腿，还可延及大腿，同时患侧胯间有核，拒按压痛。此症四季均发，多见于夏秋，若经常复发，患肢肌肉逐渐增粗，易形成橡皮肿。

二、临床图谱

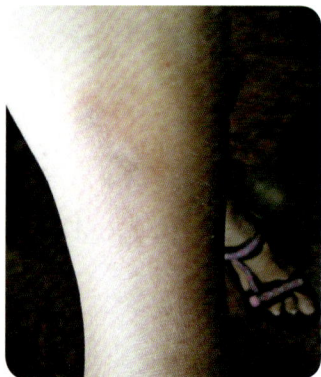

男性下肢丹毒

三、治疗要点

1. 丹毒之症，为邪热疫毒之气侵入，郁于肌肤而发。发于头面者多兼有风热，其治应重在清热败毒，慎用风药，免风助火势，但早期有恶寒表证者，亦可加入少量荆芥、防风，以解表邪，如果表证已退，即应立减。

2. 慢性丹毒之复发，急性发作期仍要重用清热解毒剂，急性期过后则可在应证方药中加一些活血透托之品，如山甲炭、天花粉、吴白芷、当归、天丁、乳香、没药。

3. 丹毒初期也可伴有恶寒发热、头痛骨楚等症，若初期即见壮热烦躁、神昏谵语、恶心呕吐者，为毒邪内攻之险症，凡由四肢走向胸腹，或颜面攻向胸腹者，多逆；若新生儿患赤游丹，老年人患抱头火丹，因体质娇嫩衰弱，毒邪易于内攻，也为险症。

4. 有些病例需与接触性皮炎相鉴别，后者有接触刺激物之病史，局部瘙痒而疼痛，但压痛不明显，亦不发热或仅有低热，白细胞正常或略高。

5. 丹毒之防治，应去除诱因，有足癣及鼻、咽、耳等部的病灶者，应积极治疗，改正挖鼻、抠脚、抓痒等习惯，注意休息，避免过度劳累，下肢丹毒急性期需卧床休息，下肢宜抬高30度至40度，少食荤、腥、酸、辣等刺激性食物，多喝水。

四、治疗丹毒验方

内服方

栀子解毒汤

生地黄15克，丹皮6克，土茯苓30克，苦参6克，蒲公英15克、紫花地丁15克，白花蛇舌草15克，炒黄柏6克，天花粉10克，炒栀子6克，浙贝母12克，炒苍术15克，炒山药15克，砂仁10克，龙胆草6克，金银花6克，连翘10克，薏苡仁30克。

水煎服，一剂药服用2天，一天3次。

外用方

紫竭膏（见后"外用方"）涂擦，一日1~2次。

剥脱性唇炎

剥脱性唇炎是一种唇黏膜的慢性浅表性脱屑性炎症。以唇红缘干燥、结痂、皲裂及反复脱屑为特征。本病多见于年轻女性，神经质的女性尤易患此病，每因情绪波动而发病。以往曾认为，与光线性唇炎是同一疾病，目前倾向于将后者作为独立的疾病，而将原因不明、不能进行分类的慢性脱屑性为主的唇炎视为本病。本病属于中医学"唇风""紧唇"等范畴。

一、临床特征

多见于年轻女性，神经质的女性尤易患此病，可因情绪波动而发病。下唇常被累及，炎症常局限于唇红缘处。唇红干燥、脱屑或结痂，甚至皲裂、出血，伴疼痛，鳞屑脱落后露出鲜红光亮面，以后再脱屑。舔唇后更加重。病程缓慢，可持续数年。可继发于脂溢性皮炎、特应性皮炎、银屑病、维A酸治疗、经常性日光暴露和习惯性舔唇。

二、临床图谱

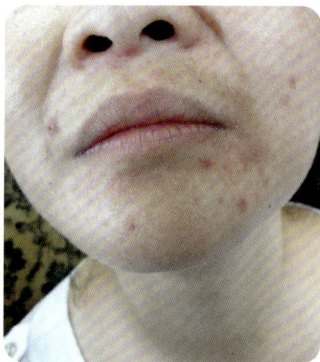

女性剥脱性唇炎

三、治疗要点

1. 首先寻找及去除可疑病因，注意口腔卫生，避免风吹、日晒等外界刺激。

2. 局部可使用糖皮质激素制剂、尿囊素及肝素衍生物制剂。

3. 复方泼尼松软膏内尚有局部麻醉剂和庆大霉素，尤适用于有疼痛和局部有炎症的患者。

四、治疗剥脱性唇炎验方

内服方

地丁汤

蒲公英 10 克，紫花地丁 10 克，连翘 10 克，金银花 6 克，生地黄 15 克，丹皮 6g，白鲜皮 10 克，地肤子 10 克，防风 10 克，乌梢蛇 15 克，蝉蜕 6 克，炒黄柏 6 克，炒苍术 15 克，炒山药 20 克，豆蔻 10 克，苦参 6 克，土茯苓 30 克，刺蒺藜 10 克。

水煎服，一剂药服用 2 天，一天 3 次。

外用方

上午擦卤米松软膏，下午擦黛柏除湿软膏（见后"外用方"）。

皮肌炎

皮肌炎是皮肤与肌肉（主要是横纹肌）受损的全身性疾病，是少见的胶原性疾病之一，也是常见的自身免疫疾病，皮肤和肌肉有特殊的弥漫性炎症，西医学对本病病因尚不明了。

急性发作者，病情危重，常致死亡。临床上根据全身症状之轻重与病情发展之快慢可分为急性皮肌炎、亚急性皮肌炎与慢性皮肌炎，三者预后不同。本病的特点是，初起时肌肉浮肿，软弱无力，疼痛和压痛，随后肌肉发生进行性萎缩。若食道肌肉、隔肌和心肌受累，则可出现吞咽困难、呼吸减弱以及心力衰竭等症状。还可伴有不规则发热、大量出汗、食欲不振、体重减轻、肝脾肿大等症。疾病呈慢性经过，病情时轻时重。

一、临床特征

本病以皮肤和肌肉症状为主，但两者并不平行，起病可急可缓，肌肉软弱无力常为本病最早出现之症状。

（一）皮肤症状

1. 皮炎表现以面部为突出，特别是眼睑，呈弥漫性暗紫红色水肿，常被误诊为"急性肾炎"，其次为前额、颞颏部、上胸、肩胛及四肢伸侧。压之退色，不痛不痒。

2. 皮疹为对称性实质性红斑，大小不等，稍附鳞屑，可伴有毛细血管扩张。典型皮疹常以上眼睑为中心，向颞、额、颊部伸展。还可出现色素沉着、脱发、多汗、反甲、皮肤萎缩或合并硬皮病样之改变而称硬皮肌炎。

3. 少数病人具有肢端血管痉挛的雷诺现象，有的可见网状青斑。

（二）肌肉症状

1. 多发生于肩胛带肌、四肢近端肌群、颈及咽喉部肌群。此外，食道、膈肌和心肌也可受累。

2. 主要症状为对称性肌无力，以致运动障碍，而出现举手、上蹬、上台阶、抬头等动作困难，甚或自主运动完全丧失。其动作呈坠落状，严重者全身软瘫，或不能吞咽、心功能障碍、心力衰竭、大小便失禁等多种症状。

3. 全身症状：可有不规则发热、全身无力、肌肉酸痛、贫血、体重减轻等全身症状，少数有淋巴结肿大、肝肿大、脾肿大。个别病人可引起视网膜炎而致视力障碍。

4. 并发恶性肿瘤：20%的皮肌炎患者并发恶性肿瘤，常见有肺、胃、结肠、直肠、前列腺、女性子宫、卵巢、乳腺等恶性肿瘤。

本病可因滥用强的松类药物而产生的不良反应，如大出血、股骨颈骨折等，严重者可以致死。有的病人全身肌肉进行性萎缩、拘挛，以致残废终生。本病最后多死于心力衰竭、恶性肿瘤和继发感染。

二、临床图谱

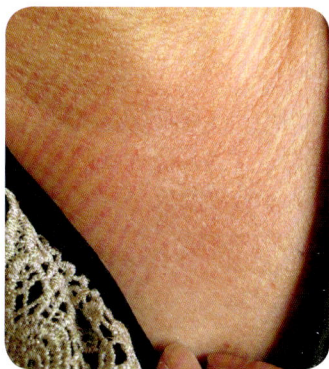

女性颈部皮肌炎

三、治疗要点

1. 本病急性发作者常先有感冒、劳累、暴晒的病史，或有长期被误诊为风湿性关节炎、肾炎、滥用强的松类药物治疗的病史；慢性发作者常先有单侧或双侧眼睑红肿之病史；有的病人急性皮炎症状突然出现而肌肉症状不明显，常有被误诊为红斑狼疮或接触性皮炎的病史；有的病人急性肌炎症状突出而皮炎症状不明显，常有被诊断为多发性肌炎或关节炎的病史；病人家族中也常有患自身免疫病或恶性肿瘤的病人。

2. 皮肌炎是自身免疫紊乱性疾病，笔者体会到益气活血法对治疗慢性期与缓解期的疗效较好，如笔者临床当中对益气通络汤的运用（见《施慧现代中医皮肤病总论》第302页。）可能是通过调整皮肌炎免疫紊乱环节，进一步改善肌代谢、蛋白代谢、酶代谢及血液物化特性的作用，从而使病情好转，当然其作用机制尚需进一步研究。

3. 目前西医主要依靠激素治疗本病，临床取效快，但副作用明显。中药取效慢，然而从整体观念出发，扶正祛邪，调和阴阳，使患者免疫功能得到调整和平衡，达到治疗的目的。因此，中西医结合治疗皮肌炎有广阔的前景，可以提高疗效，减少激素的用量和用药时间，减轻副作用。

4. 西医治疗本病与治疗系统性红斑狼疮相同，应以强的松类药物系统治疗，但其疗效指标应以皮炎和肌炎的症状为主，其剂量和疗程应按具体病情而定。至于皮肌炎与癌瘤合并发生时，则以治疗癌瘤为主。

5. 要解除病人的思想负担，使其安心接受并积极配合治疗，同时辅以适当的按摩、理疗和活动，对恢复萎缩的肌肉，增进四肢功能均有补益。急性期可根据病情需要配合西医疗法，并注意和加强支持疗法。

四、治疗皮肌炎验方

本病主要采用内治法，以活血祛病为主，急性期用活血通络汤，慢性用温皮汤。

内服方

活血通络汤

当归尾15克，王不留行子10克，茜草6克，炒山药20克，忍冬藤15克，香附6克，川牛膝12克，蒲公英10克，黄柏6克，丹参15克，红花6克，地龙10克。

水煎服，一剂药服用2天，一天3次。

温皮汤

生黄芪15克，巴戟天15克，淫羊藿15克，丹参15克，桂枝7克，山药15克，怀牛膝12克，鸡血藤15克，干姜10克，土炒白术10克，生炒苡仁各15克，红花6克，丝瓜络10克。

水煎服，一剂药服用2天，一天3次。

天疱疮

天疱疮以其疮形如水疱，皮薄而泽，发病多与天行时气（多为风、热、暑、湿之邪）有关，因而得名。中医学文献中也有"天疱疮"之称，但这是泛指一切大疱性皮肤病而言，包括了西医学所称各型天疱疮、类天疱疮、家族性良性天疱疮，以及疱疹样皮炎、新生儿脓疱疮在内。本节主要讨论西医学所称各型天疱疮。本病为常见的自身免疫病，以皮肤、黏膜起大疱为特点。有时并有恶性肿瘤或其他自身免疫病的症状，好发于成年人，男女发病比例相同。

一、临床特征

天疱疮是一种严重之皮肤病，病因尚不明了，可能与自家免疫有关。本病按临床表现可分为寻常性天疱疮、落叶性天疱疮与增殖性天疱疮，其中以寻常性天疱疮病情最重，预后最差，其余两种除分别有大片鳞屑、结痂性水疱和增殖性水疱性损害以外，病损往往只限于皮肤，全身中毒症较轻或不明显，预后较寻常天疱疮为好。

寻常性天疱疮主要症状：

1. 损害初发于口腔黏膜或皮肤某处，数周内逐渐遍布全身。

2. 基本损害为松弛性大疱，周围多无红晕，疱液初澄清后则混浊或含血液，疱壁薄，易破裂，往往形成糜烂，有浆液渗出并结痂，糜烂面可迅速向周围扩大，愈合缓慢，常具恶臭或有蝇蛆寄生。

3. 皮损自觉微痒或微痛，皮肤和黏膜病损可单独发生、先后发生或同时发生，轻者时愈时犯，重者数日波及全身，体无完肤，衰弱而死。

4. 常伴有发热、畏寒、厌食、乏力等全身症状，患者一般情况往往较差。

5. 尼尔征阳性。

6. 病程经过缓慢，不断发展。大面积的病损常合并感染，可死于败血症或恶性肿瘤，以及有其他自身免疫病。除了以上寻常性天疱疮之外，还有的糜烂面增生，高出皮面，称为增殖性天疱疮；有的全身结痂、脱皮、糜烂，但不见水疱，类似剥脱性皮炎，称为落叶型天疱疮；有的发疱前先有红斑，疱周有红晕，称为红斑性天疱疮；有的少年或老人发生紧张饱满的水疱，常限于一处，黏膜症状很轻，称为类天疱疮；有的天疱疮病人治疗后疱壁变厚、水疱深在、饱满，类似疱疹样皮疹；有的疱疹性皮炎病人在病程中皮疹可转变为天疱疮样；有的病人有家族发病史，称为家族性良性慢性天疱疮。

二、临床图谱

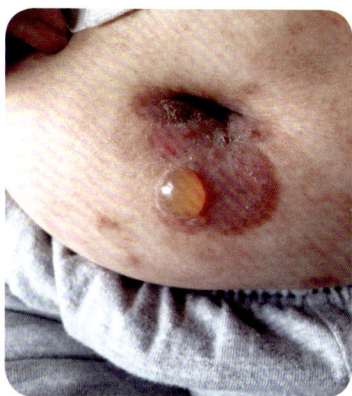

女性腹部天疱疮

三、治疗要点

1. 本病发作可急可慢，常无明显诱因。病人常被误诊为脓疱疮、湿疹或脂溢性皮炎的病史，或有长期大量服用强的松药物的病史。另外，还应注意查找有无恶性肿瘤，若能手术切除，则效果良好。

2. 西医学对天疱疮及类天疱疮之病因尚不清楚，近年来免疫病理学证实天疱疮表皮棘细胞间及类天疱疮的表皮与真皮间有免疫复合物沉积，同时证实 2/3 的病人血清中有自身抗体存在。经电子显微镜观察，天疱疮最初在棘细胞非间桥区，继而在棘细胞间桥小体内的细胞黏合物溶解而出现棘细胞松解，而类天疱疮的水疱形成于基底细胞与基底膜之间，证明该病与自身免疫有关。故笔者临床方剂中的药多为清热、利湿、解毒、滋阴药。如清热药（银花、连翘、山栀、大青叶、马齿苋等）多具抗菌作用，虽本病无明确感染病因，但这些中药临床上退热消炎，防治继发感染的作用是显而易见的；而利湿解毒药（如赤茯苓、川萆薢、生薏仁、绿豆等）对消肿及减少渗液有明显的作用，也对防治皮质激素引起的高血压有利，又如滋阴药（如生地黄、玄参、首乌等）用于久病伤阴之证，对调整机体免疫机能，防止因长期应用皮质激素使激素反馈引起垂体萎缩有积极的作用。

3. 天疱疮与类天疱疮为严重的大疱性皮肤病，往往危及病人生命。自采用皮质激素及免疫抑制剂治疗以来，虽然预后大为改善，但药物副作用则成为共知的主要死亡原因之一。此病目前采用中西医结合治疗，虽然看来仅用中药还不能控制重症天疱疮及类天疱疮的病情，但其改善症状，减少激素副作用和增强体质之作用则是可以肯定的。今后，对于中药的作用，还需进行大量临床观察之后，作出进一步地评价。

4. 西医学治疗此病多采用皮质素类激素、广普抗菌素与各种免疫抑制药物，其中用强的松类药物治疗最为有效，若给予系统治疗，大多可以完全治好。其用量以水疱变化为依据，其剂量和疗程应按具体病情而定。

5. 用抗菌素治疗天疱疮，既可消除感染灶，又可预防继发性感染。所以适当采用抗菌素可减少激素的反应与剂量，有时甚至是某一个阶段治疗的主要药物。如有的病人在天疱疮发作时，用激素未见减轻，而用红霉素、卡那霉素等而得到缓解。

6. 皮肤和黏膜的局部抗感染治疗很重要，应按防治脓皮病的原则妥当处理。如外用0.1%新洁尔敏或0.01%高锰酸钾湿敷，内用抗生素等。同时，注意保暖，精心护理。

7. 注意营养支持疗法，除给予营养丰富的饮食外，可给各种维生素、肝精等。对不能进食的严重病人，可给能量合剂（葡萄糖，胰岛素、辅酶A、维生素C等）、输血等。

四、治疗天疱疮验方

毒热型

主治：多见于寻常性天疱疮。

症见：发病急剧，遍身大小不等燎浆水疱，全身发热，重者壮热，便干尿黄。脉数，舌红苔黄。证属心火妄动，毒热炽盛。

治则：清热凉血败毒。

方　药

清热败毒饮

广角（冲末）6克，生地黄15克，丹皮6克，炒山药20克，砂仁10克，赤芍10克，山栀6克，白茅根30克，紫花地丁12克，天花粉10克，生甘草5克，大青叶10克，金银花6克，连翘10克，紫草6克。

水煎服，一剂药服用2天，一天3次。

湿热型

主治：多见于红斑性天疱疮、增殖性天疱疮、家族性良性天疱疮等。

症见：常起水疱、红斑、结痂，或糜烂，便干尿赤，脉滑数、苔黄腻等。证属心经火郁，脾经湿困，湿热相感。

治则：健脾清心，利湿解毒。

方　药

清脾利湿汤

生白术10克，赤苓皮12克，生薏苡仁15克，生地黄12克，丹皮6克，炒山栀5克，马齿苋15克，焦柏6克，川萆薢10克，绿豆15克，生甘草6克，九里光10克。

水煎服，一剂药服用2天，一天3次。

毛囊角化病

　　毛囊角化病是一种少见的，以表皮细胞角化不良为基本病理变化的慢性角化性皮肤病。本病有融合、增殖的倾向，故又称增殖性毛囊角化病和增殖性毛囊角化不良症。这是一种常染色体显性遗传病，表现为散发的丘疹鳞屑性皮损，伴有结痂、瘙痒和难闻的气味，导致毁容。皮损也可累及甲部和黏膜。皮损常在夏季加重，冬季可缓解。疾病常终身存在。患者通常小于20岁时发病，男女比例相仿。

一、临床特征

　　1. 好发于皮脂溢出部位，如头皮、额、颈、背部、前胸及腋窝、腹股沟等处，常对称性分布。

　　2. 损害为针尖至豌豆大小的坚硬丘疹，表面有正常肤色的油腻性结痂，剥除痂皮，丘疹中央可见漏斗状的小凹窝。丘疹可互相融合成片，呈黄褐色或棕色，鳞屑和油腻性痂皮逐渐堆积于表面，可形成增值或乳头瘤样、蕈样斑块，伴有恶臭。

　　3. 甲板变薄，远端分离，还可表现为特征性的"V"字扇形改变。

　　4. 无明显自觉症状，或有轻度瘙痒，一般健康状况不受影响。

　　5. 皮损常在夏季加重，病人有对光敏感，可因严重日晒而诱发病损。

二、临床图谱

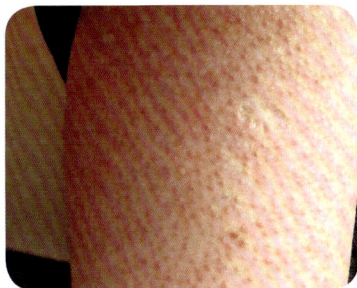

男性上肢毛囊角化症

三、治疗要点

1. 西医目前尚无令人满意的有效治疗方法。

①可选择维生素 A、芳香维 A 酸及 B 族维生素等治疗。

②也可试用糖皮质激素、羟氯喹等。

③为预防和控制感染，可酌情选用抗生素治疗。

④对局限、顽固、肥厚性皮损，可考虑激光或手术切除。

⑤皮损泛发，损害有油腻性结痂及恶臭，或继发感染者，可用 0.5% 新霉素溶液外洗后，再外涂 10% 鱼石脂软膏，每天 2 次。

2. 注意皮肤护理及卫生，保持干燥，避免日光照晒，防止继发感染。

3. 加强营养，多食含维生素 A 的食物及新鲜蔬菜和水果，忌食辛辣发物及油腻食物，勿吸烟、饮酒。

4. 局部不宜用碱性肥皂擦洗或热水过度烫洗，忌用刺激性过强的外用药物涂擦患处。

5. 本病为遗传性疾病，应绝对禁止近亲结婚。

四、治疗毛囊角化病验方

内服方

止痒润燥汤

　　生、熟地黄各 15 克，生首乌 15 克，蒲公英 10 克，紫花地丁 10 克，土茯苓 30 克，苦参 6 克，金银花 6 克，紫草 6 克，炒苍术 15 克，炒山药 20 克，砂仁 10 克，地肤子 10 克，白鲜皮 10 克，吴白芷 10 克，丹参 15 克，刺蒺藜 10 克。

外用方

　　上午擦复方氟米松软膏，下午擦黛柏除湿软膏（见后"外用方"）。

酒渣鼻

酒渣鼻病因尚不明了，可能与内分泌和消化功能失常、病灶感染、精神因素等有关，是中年男女常见的一种皮肤病，女性多于男性，在鼻、两颊、眉间及下颏部出现毛细血管扩张性红斑、丘疹、脓疱和疖肿等皮损，兼有毛孔扩张，皮脂腺增生与皮脂溢出。遇冷或热则红色加重。刺激性食物、大便秘结、月经期、喝酒往往使皮疹加重。严重的病人可由于皮脂腺异常增生与炎症，使损害部位呈肿瘤样改变，叫"鼻赘"。

一、临床特征

1. 本病多发生于中年，女性多于男性，但男性病程重于女性。

2. 皮损发于颜面中部，特别是鼻部及其两侧，对称分布。

3. 局部以毛细血管扩张和炎症为主要病变，可分为三期，各期无明显界限。

（1）红斑期：皮损由暂时性潮红逐渐发展而呈现弥漫性潮红斑，患部油腻，可有呈细丝状的毛细血管扩张。

（2）丘疹脓疱期：在红斑的基础上出现成批之炎症状丘疹、脓疱，尤以鼻尖为甚，毛细血管扩张明显。

（3）鼻赘期：迁延日久，鼻部皮脂腺和皮肤组织增生肥厚，血管扩张，尤以鼻尖部，发生结节性增大，形成鼻赘。

4. 病程缓慢，时轻时重，时有瘙痒或灼热感，一般无自觉症状。

二、临床图谱

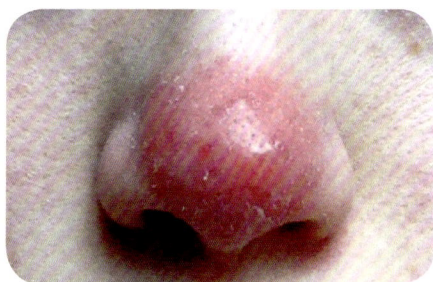

女性酒渣鼻

三、治疗要点

1. 治疗此病，西医以消炎、脱脂、软化浸润为治疗原则。内服药常用维生素类，如维生素 B_2、维生素 B_6 及复合维生素 B 族，氯化喹啉和抗生素；外用药则用硫黄制剂，如复方硫黄洗剂、5% 硫黄霜等。

2. 皮脂腺增生肥大的病人，可照射紫外线，有暂时抑制皮脂腺分泌的功能，有鼻赘的病人可接受外科手术切除。

3. 本病的防护注意以下几点：

（1）多吃绿色蔬菜，忌吃辛辣、酒类等刺激性食物，保持大便畅通。

（2）多油脂者，常用温水肥皂或硫黄香皂清洗面部。

（3）避免风寒、炉火与日晒。

（4）揉鼻时药膏勿入鼻腔，以免鼻腔受损而影响疗效。

四、治疗酒渣鼻验方

内服方

栀子解毒汤

生地黄 15 克，丹皮 6 克，土茯苓 30 克，苦参 6 克，蒲公英 15 克，紫花地丁 15 克，白花蛇舌草 15 克，炒黄柏 6 克，天花粉 10 克，炒栀子 6 克，浙贝母 12 克，炒苍术 15 克，炒山药 15 克，砂仁 10 克，龙胆草 6 克，金银花 6 克，连翘 10 克，薏苡仁 30 克。

水煎服，一剂药服用 2 天，一天 3 次。

外用方

上午擦夫西地酸乳膏，下午擦黄柏散（见后"外用方"）。

手足皲裂

皲裂是指因各种原因引起手足部的干燥和皲裂的表现。本病多由风寒冻燥，血脉阻滞，肌肤失养而成。秋、冬二季多发，在工厂和农村中发病率较高。在寒冷季节从事露天作业及接触溶脂性、吸水性及碱性物质的劳动者最多见。中医学称之为"皲裂疮"，俗称"裂口疮""裂手裂脚"或"干裂疮"等。中医学对本病有较深刻的认识。

一、临床特征

皲裂分为三个阶段，即皴裂、龟裂及皲裂。皮损主要为长短、深浅不一的裂口，在皮肤角质层厚处更明显，裂口更深，甚至出血，常有疼痛。裂口处干燥、粗糙，好发于手指、手掌屈侧、足跟、趾底、趾缝及足侧等处。自觉症状取决于皲裂的深度和范围。多发于秋、冬二季，多见于成人或老年人。

二、临床图谱

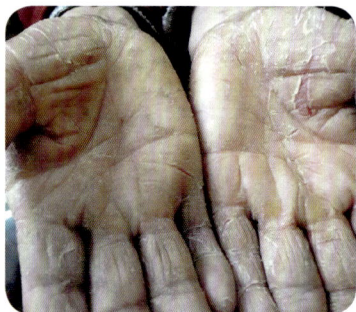

男性手掌皲裂

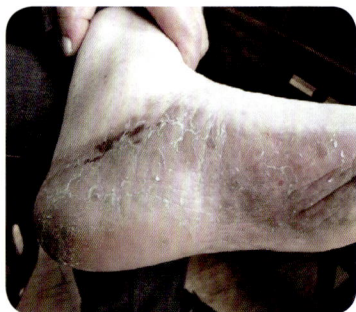

女性足掌皲裂

三、治疗要点

1. 西医治疗主要是局部治疗，可外用 15% 尿素霜、10% 硫黄水杨酸软膏外用，或用感应电热烘烤疗法。有湿疹、手足癣或其他皮肤病，应同时治疗。

2. 少用肥皂及碱性物质洗手。

3. 冬季应注意防寒保暖，劳动后用热水浸泡手足，洗净擦干后擦防裂油、蛤蜊油、甘油或凡士林等保护皮肤。

4. 注意职业防护，尽量避免用手足直接接触酸、碱、有机溶媒及吸水物质。

四、治疗手足皲裂验方

内服方

止痒润燥汤

生、熟地黄各 15 克，生首乌 15 克，蒲公英 10 克，紫花地丁 10 克，土茯苓 30 克，苦参 6 克，金银花 6 克，紫草 6 克，炒苍术 15 克，炒山药 20 克，砂仁 10 克，地肤子 10 克，白鲜皮 10 克，吴白芷 10 克，丹参 15 克，刺蒺藜 10 克。

外用方

上午擦曲安奈德益康唑乳膏，下午擦紫竭膏（见后"外用方"）。

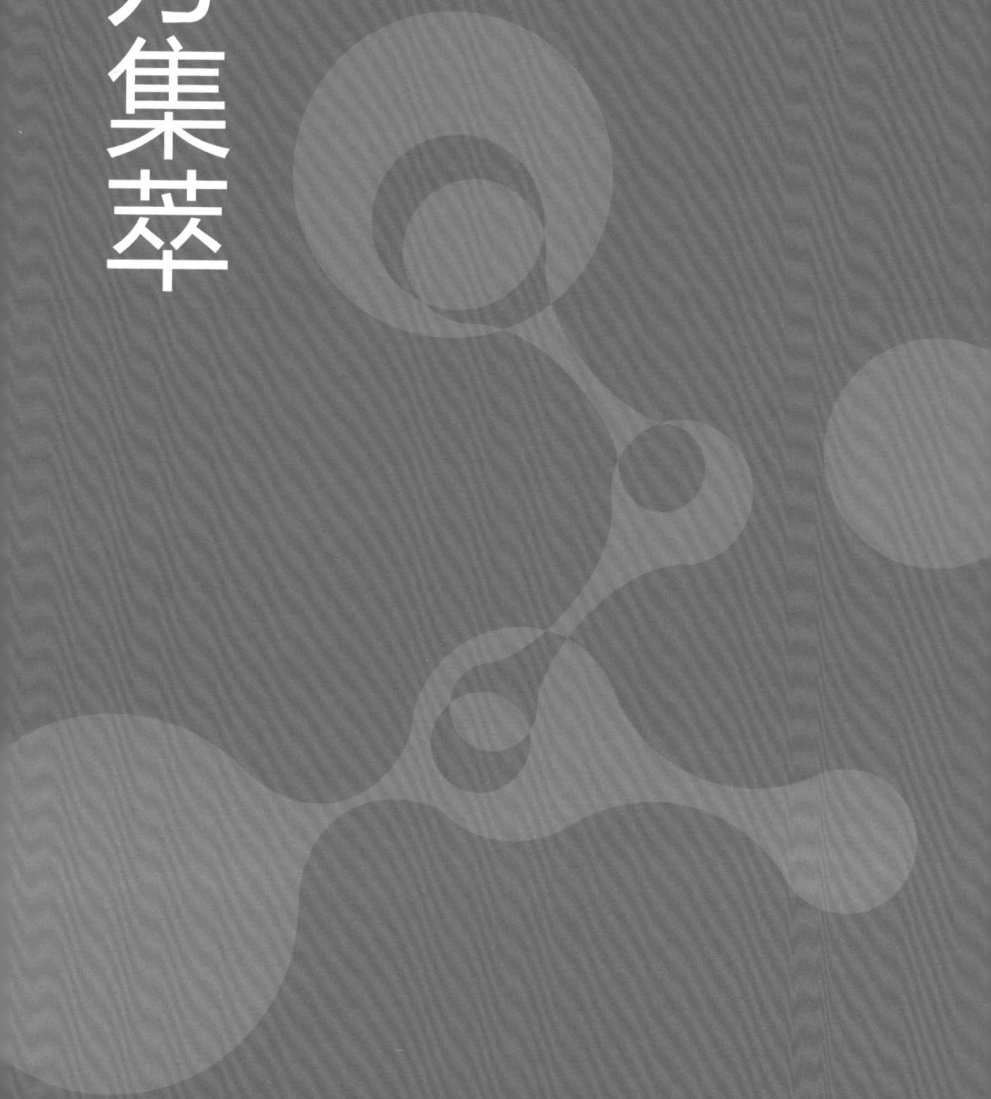

验方集萃

内服方

苦参汤

处方：生地黄 15 克，丹皮 6 克，蒲公英 10 克，紫花地丁 10 克，金银花 6 克，炒栀子 6 克，炒黄柏 6 克，龙胆草 6 克，九里光 10 克，炒苍术 15 克，炒山药 20 克，炒吴茱萸 6 克，芡实 30 克，地肤子 10 克，浙贝母 10 克，绿豆 30 克，白花蛇舌草 15 克，苦参 6 克，土茯苓 30 克，吴白芷 10 克。

功用：清热除湿止痒。

主治：痤疮、玫瑰糠疹、脓疱疮、湿疹、激素依耐性皮炎、毛囊炎、手足癣、化脓性汗腺炎、蜂窝织炎。

脂溢性皮炎汤

处方：土茯苓 30 克，苦参 6 克，炒黄柏 6 克，九里光 10 克，炒苍术 15 克，炒山药 20 克，豆蔻 10 克，白鲜皮 10 克，刺蒺藜 10 克，蒲公英 5 克，菊花 6 克，陈木瓜 10 克，王不留行 10 克，薏苡仁 30 克。

功用：清热除湿、祛风止痒。

主治：脂溢性皮炎。

郁金汤

处方：生地黄 15 克，丹皮 6 克，龙胆草 6 克，地肤子 10 克，白鲜皮 10 克，吴白芷 10 克，浙贝母 10 克，薏苡仁 30 克，绿豆 30 克，炒黄柏 6 克，蒲公英 10 克，紫花地丁 10 克，连翘 10 克，金银花 6 克，炒苍术 15 克，炒山药 20 克，豆蔻 10 克，炒延胡索 6 克，郁金 6 克。

功用：清热解毒，活血止痛。

主治：带状疱疹及其后遗症。

栀子解毒汤

处方：生地黄 15 克，丹皮 6 克，土茯苓 30 克，苦参 6 克，蒲公英 15 克，紫花地丁 15 克，白花蛇舌草 15 克，炒黄柏 6 克，天花粉 10 克，炒栀子 6 克，浙贝母 12 克，炒苍术 15 克，炒山药 15 克，砂仁 10 克，龙胆草 6 克，金银花 6 克，连翘 10 克，薏苡仁 30 克。

功用：清热解毒，利湿止痒。

主治：龟头炎、生殖器疱疹、丹毒、掌趾脓疱病。

牡蛎散

处方：生牡蛎 30 克，赤芍 10 克，紫草 6 克，土茯苓 30 克，苦参 6 克，蒲公英 10 克，金银花 6 克，连翘 10 克，红花 6 克，川贝母 10 克，炒苍术 15 克，白花蛇舌草 15 克，木贼草 15 克，炒黄柏 6 克，炒山药 20 克，砂仁 10 克，生地黄 15 克，丹皮 6 克。

功用：清热解毒化浊。

主治：尖锐湿疣。

桑椹汤

处方：熟地黄 18 克，菟丝子 15 克，白蒺藜 10 克，枸杞 18 克，炙甘草 6 克，菊花 6 克，桑椹子 15 克，炙黄精 15 克，刺蒺藜 10 克，炒苍术 15 克，炒山药 20 克，豆蔻 10 克，豨莶草 15 克，陈木瓜 10 克，炙首乌 15 克，补骨脂 15 克，黑芝麻 15 克。

功用：养血祛风，健脾养肾。

主治：脱发症。

生发丸

处方：熟地黄18克，生首乌15克，当归15克，生地黄15克，阿胶15克，炙黄芪30克，白芍10克，枸杞18克，菟丝子15克，旱莲草15克，黑芝麻14克，补骨脂10克，桑椹子10克，党参15克，桂圆肉10克，红枣11枚，五味子10克，羌活10克，木瓜10克，炙甘草6克，菊花6克，砂仁10克，炒红花10克，白蒺藜10克，紫河车15克。

制法：上药共碾细粉，和蜜为丸，每丸9克。

功用：养血祛风，补气益肾。

主治：脱发症。

用法：早、晚各1丸，温开水吞服。

地丁汤

处方：蒲公英10克，紫花地丁10克，连翘10克，金银花6克，生地黄15克，丹皮6g，白鲜皮10克，地肤子10克，防风10克，乌梢蛇15克，蝉蜕6克，炒黄柏6克，炒苍术15克，炒山药20克，豆蔻10克，苦参6克，土茯苓30克，刺蒺藜10克。

功用：清热祛风止痒。

主治：荨麻疹、神经性皮炎、扁平苔癣、剥脱性唇炎。

紫草汤

处方：生地黄15克，丹皮6克，紫草6克，金银花6克，蒲公英10克，紫花地丁10克，赤芍10克，丹参10克，地肤子10克，白鲜皮10克，白花蛇舌草15克，土茯苓30克，生首乌15克，炒苍术15克，炒山药20克，豆蔻10克，乌梢蛇16克，连翘10克。

功用：清热解毒，祛风止痒。

主治：银屑病、结节性痒疹。

木贼散

处方：生牡蛎30克，赤芍10克，蒲公英10克，紫花地丁10克，连翘10克，丹皮6克，生地黄15克，土茯苓30克，苦参6克，红花6克，木贼草15克，炒黄柏6克，紫草6克，白花蛇舌草15克，地肤子10克，炒苍术15克，炒山药20克，豆蔻10克，芡实15克，连翘10克，金银花6克。

功用：清热解毒，化湿平肝。

主治：寻常疣、扁平疣、传染性软疣。

龟甲汤

处方：丹皮6克，泽泻6克，蝉蜕6克，土茯苓30克，当归15克，刺蒺藜10克，炒黄芩6克，麦冬10克，怀牛膝15克，吴白芷10克，白鲜皮10克，炒苍术15克，炒山药20克，木香6克，香附6克，炙龟甲15克，女贞子15克，炒白芍10克。

功用：疏肝益肾，润燥祛风。

主治：黄褐斑、黑病变。

紫草浮萍汤

处方：紫草6克，浮萍6克，丹参15克，川芎6克，刘寄奴10克，白蒺藜10克，益母草15克，当归15克，白芍10克，赤茯苓12克，山药15克，威灵仙10克。

功用：和血，祛风，利湿。

主治：白癜风。

龙胆除湿杀虫方

处方：龙胆草6克，川草薢10克，黄柏6克，苦参6克，土茯苓30克，茵陈10克，川楝子10克，九里光12克，广蛇床15克，山药15克。

功用：清热除湿，杀虫止痒。

主治：外阴白斑、龟头炎。

红花汤

处方：红花6克，当归15克，生地黄15克，川芎6克，炒白芍10克，炒枳壳10克，浙贝母10克，夏枯草15克，炒山药20克，炙甲珠6克，丹皮6克，土茯苓30克，炒苍术15克，薏苡仁30克，王不留行子10克。

功用：活血散结。

主治：瘢痕疙瘩。

止痒润燥汤

处方：生、熟地黄各15克，生首乌15克，蒲公英10克，紫花地丁10克，土茯苓30克，苦参6克，金银花6克，紫草6克，炒苍术15克，炒山药20克，砂仁10克，地肤子10克，白鲜皮10克，吴白芷10克，丹参15克，刺蒺藜10克。

功用：滋阴润燥止痒。

主治：毛囊角化症、掌跖角化症、手足皲裂。

王不留行散

处方：生地黄15克，丹皮6克，王不留行子10克，地肤子10克，炒苍术15克，炒山药20克，刺蒺藜10克，土茯苓30克，苦参6克，九里光10克，防风10克，吴白芷10克，蒲公英10克，紫花地丁10克，蝉蜕6克。

功用：清热除湿，祛风止痒。

主治：头癣、体癣。

白芷汤

处方：刺蒺藜10克，吴白芷10克，白鲜皮10克，菟丝子15克，生首乌15克，乌梢蛇15克，川芎6克，炒白芍10克，土茯苓15克，当归15克，紫草6克，豨莶草15克，地肤子10克，骨碎补15克，炒苍术15克，炒山药20克，豆蔻仁10克，川贝6克。

功用：养血，祛风，止痒。

主治：花斑癣。

温皮汤

处方：生黄芪15克，巴戟天15克，淫羊藿15克，丹参15克，桂枝7克，山药15克，怀牛膝12克，鸡血藤15克，干姜10克，土炒白术10克，生炒苡仁各15克，红花6克，丝瓜络10克。

功用：温肾扶脾通痹。

主治：硬皮病、皮肌炎。

龙胆除湿汤

处方：龙胆草6克，炒栀子6克，生地黄15克，丹皮6克，紫花地丁10克，蒲公英10克，天花粉10克，九里光10克，川贝母10克，地肤子10克，金银花6克，连翘10克，炒黄柏6克，炒苍术15克，炒山药20克。

功用：清热利湿。

主治：单纯疱疹、汗疱疹。

鱼鳞汤

处方：当归15克，生地黄15克，熟地黄15克，生山药15克，白鲜皮10克，地肤子10克，苦参6克，紫草6克，生首乌15克，丹参15克，土茯苓30克，吴白芷10克，白花蛇舌草15克，九里光10克，炒苍术15克，砂仁10克。

功用：养血活血，润燥息风。

主治：鱼鳞病。

活血通络汤

处方：当归尾15克，王不留行子10克，茜草6克，炒山药20克，忍冬藤15克，香附6克，川牛膝12克，蒲公英10克，黄柏6克，丹参15克，红花6克，地龙10克。

功用：活血通络，清热除湿。

主治：皮肌炎。

清热败毒饮

处方：广角6克（冲末），生地黄15克，丹皮6克，炒山药20克，砂仁10克，赤芍10克，山栀6克，白茅根30克，紫花地丁12克，天花粉10克，生甘草5克，大青叶10克，金银花6克，连翘10克，紫草6克。

功用：清热凉血败毒。

主治：天疱疮（毒热型）、脓疱疮。

清脾利湿汤

处方：生白术10克，赤苓皮12克，生薏苡仁15克，生地黄12克，丹皮6克，炒山栀5克，马齿苋15克，焦柏6克，川萆薢10克，绿豆15克，生甘草6克，九里光10克。

功用：健脾清心，利湿解毒。

主治：天疱疮（湿热型）。

外用方

黄柏散

配方：黄柏15克，青黛5克，炒吴茱萸5克，石膏15克，滑石15克，广蛇床15克，百部15克，浙贝母5克，紫草8克，苦参5克，冰片7克。

主治：痤疮、玫瑰糠疹、龟头炎、脓疱疮。

用法：上药碾细粉，过120目筛，拌适量凡士林外擦。

疥疮洗方

配方：川椒15克，贯众、雄黄各10克，九里光、枯矾各20克，苦参、百部、地肤子、乌梅各30克。

功用：清热祛风杀虫。

主治：疥疮。

用法：煎水洗澡。

双花外洗方

配方：野菊花20克，金银花20克，绣球防风15克，石菖蒲10克，白芷15克，苦参20克，白鲜皮10克，地肤子20克，土蛇床20克。

功用：祛风清热止痒。

主治：玫瑰糠疹。

用法：加水半盆，煎煮15分钟，用小毛巾沾水反复擦洗患处，每天1~2次。

脂溢性皮炎外洗方

配方：苍耳子30克，苦参15克，明矾9克，王不留行子15克，透骨草30克，皂角30克。

功用：祛风除湿止痒。

主治：脂溢性皮炎、脂溢性脱发。

用法：把以上诸药用纱布包，煎水半盆，用小毛巾沾水反复擦洗头部，每次洗15分钟，1天用原水洗2次，隔3日洗1次，煎药每次15分钟，3剂药为一个疗程。

紫竭膏

配方：紫草20克，血竭15克，乳香8克，没药8克，生大黄15克，生黄柏15克，生黄连12克，生地黄50克，冰片15克，朱砂10克。

制法：上药加适量凡士林熬制成膏。

功用：活血排脓生肌。

主治：带状疱疹、掌跖角化症。

用法：每天外擦1~2次。

参芪生发酊

配方：骨碎补30克，生侧柏叶30克，生首乌30克，丹参、黄芪、红参、当归、菟丝子各15克，吴白芷、百部、鹿茸皮各10克，僵蚕、红花、生姜各5克。

制法：上药研为粗粉，浸于1000毫升的75%酒精中，浸泡7天，过滤后贮瓶备用。

功用：益气生精祛风。

主治：脱发症。

用法：用棉签蘸药酊擦于患处，早、晚各1次。

菖蒲散

配方：石菖蒲 10 克，生艾叶 6 克，当归 15 克，苦参 6 克，菊花 6 克，防风 10 克，藁本 10 克，荆芥 6 克，蔓荆子 10 克，薄荷 6 克。

功用：祛风养血止痒。

主治：脱发症（新发已生，但瘙痒者）。

用法：上药煎汤，用小毛巾擦洗患部，每天 1 次，一剂药连用 2~3 天。

黛柏除湿软膏

配方：青黛 5 克，生黄柏 15 克，炒吴茱萸 6 克，石膏 15 克，滑石 15 克，广蛇床 15 克，百部 15 克，紫草 6 克，苦参 5 克，冰片 8 克，硼砂 10 克。

功用：清热除湿止痒。

主治：神经性皮炎、荨麻疹、银屑病。

制法：上药共研细末，加入凡士林适量调成膏状，痒时涂擦患处。

一号疣洗方

配方：蒲公英 25 克，香附 25 克，木贼草 25 克，生乌梅 30 克。

功用：清热杀虫。

主治：寻常疣、传染性软疣。

用法：水煎 2 次，去渣取液，约 400 毫升，待温后侵泡或湿敷于皮损处，每天 2~3 次，每次 30 分钟，连续 3~5 天。

2号疣洗方

配方：蒲公英 25 克，苍术 15 克，蜂房 10 克，白芷 10 克，细辛 6 克，蛇床子 15 克，地肤子 15 克，黄柏 10 克，陈皮 15 克。

功用：清热解毒，化湿杀虫。

主治：扁平疣。

用法：以上诸药用纱布包，加半盆水，煮沸 20 分钟，用小毛巾反复擦洗患部 15 分钟，一剂药洗 3 次。

白癜风外洗方

配方：白蒺藜 10 克，补骨脂 30 克，白鲜皮 30 克，刘寄奴 15 克，透骨草 30 克，菟丝子 15 克，豨莶草 30 克，骨碎补 15 克，红花 10 克。

功用：祛风止痒，养血益肾。

主治：白癜风。

用法：加水半盆，煮沸 20 分钟，浸泡患部，并用茄子切成小片反复擦洗患部 15 分钟，每天 2 次。

癜风散

配方：雄黄 30 克，硫黄 30 克，密陀僧 60 克，轻粉 15 克，枯矾 15 克，豨莶草 30 克。

制法：上药共研细末，过 120 目筛，装瓶备用。

功用：清热除湿杀虫。

主治：花斑癣、白癜风。

用法：取生姜 1 块，以断面蘸药少许擦患处，擦至汗斑变成淡红色时即可。每天早、晚各擦 1 次，擦后勿用水洗。

蛇床外洗方

配方：土蛇床 30 克，苦参 30 克，百部 30 克，生黄柏 12 克，七叶一枝花 12 克，枯矾 10 克，川椒 6 克，贯众 15 克。

功用：清热除湿，杀虫止痒。

主治：女阴瘙痒症、尖锐湿疣、外阴白斑、细菌性阴道炎。

用法：每天一剂煎水半盆熏洗，每天 2 次。

密青膏

配方：密陀僧 6 克，滑石 8 克，煅石膏 5 克，炙山甲 3 克，土蛇床 10 克，制南星 5 克，青黛 6 克。

制法：共研细末，加紫草油或凡士林调和成膏。

功用：清热除湿，杀虫止痒。

主治：女阴瘙痒症、外阴白斑、女阴癣、结节性疥疮、尖锐湿疣。

用法：外擦患处，每天 1 次。

毛囊外洗方

配方：雄黄 12 克，苍耳子 12 克，王不留行子 15 克，明矾 30 克，紫草 8 克，地肤子 30 克。

功用：清热除湿杀虫。

主治：穿掘性毛囊炎。

用法：每天用药一剂，煎水半盆。用小毛巾沾水，反复洗患处，每次洗 15 分钟，每天洗 2～3 次，洗时略加温。洗前剪平头发。

五倍子散

配方：落得打 30 克，五倍子 15 克。

功用：活血化瘀。

主治：瘢痕疙瘩。

用法：煎汤外洗后，可用黑布膏或苦参子膏外贴，每天一换；如果加用热烘疗法（烘后勿将药膏擦去），疗效更佳。敷药后皮损上出现水疱、糜烂者，仍可继续使用。

一号癣药醋

配方：土大黄（羊蹄根）100 克，百部 60 克，白矾 30 克。

制法：上药切碎捣烂，加山西醋 500 毫升，浸泡 1 周。

功用：清热杀虫。

主治：体癣、股癣。

用法：用药棉蘸汁涂擦患部，每天 2～3 次。

全虫羊蹄酊

配方：羊蹄根（土大黄）120克，百部20克，全虫10个，制川乌10克，土蛇床20克，贯众15克，苦参、海桐皮、白鲜皮各20克，槟榔15克。

制法：以上各药加入75%酒精（或白酒）500毫升，密封。浸泡半月至1个月后，去渣备用。

功用：灭菌止痒。

主治：全身瘙痒症、神经性皮炎、节结性痒疹、汗疱疹。

用法：用毛笔蘸药水外涂，每天1~2次。

龙象生肌散

配方：煅龙骨60克，真珠粉15克，生黄柏15克，炉甘石30克，赤石脂30克，广血竭8克，冰片、海螵蛸、炙乳香各3克。

制法：上药共研细末，装瓶备用。

功用：清热燥湿生肌。

主治：硬皮病、溃疡久不收口、慢性湿疹、化脓性汗腺炎、已溃冻疮久不收口、蜂窝织炎。

用法：药粉撒布疮面即可。

秃疮膏

配方：雄黄6克，百部15克，黄柏6克，川椒6克，当归15克，紫草30克。

制法：上药共研细末，和猪板油捣成膏状。

功用：杀虫灭菌，除湿止痒。

主治：头癣。

用法：先将残发剪光，用明矾水将痂洗净，膏涂患处，每天1次。

红花透骨方

配方： 透骨草 15 克，刘寄奴、伸筋草、当归、桂枝各 12 克，川椒、红花、细辛、苏木、生艾叶各 6 克。

制法： 煎煮 30 分钟。

功用： 温经活血通络。

主治： 硬皮病（浮肿期或硬化期）。

用法： 乘热熏蒸，患处外敷毛巾持续 15 分钟，每天 1～2 次。

· 以上临床验方仅供参考，需在正规医院医生指导下使用。

· 凡有天花粉的处方，备孕者、怀孕者禁服。

后记

　　春日，窗前一片淡雅的竹林，我漫步在中医的字里行间，已经3个月有余了。终于，《常见皮肤病图谱与中医效验方》一书脱稿了。

　　很长一段时间，我在想，我从1989年参加全国首届皮肤病学术会议，到1994年出版《施慧中医皮肤病临床经验集》，再到2011年《施慧现代中医皮肤病总论》的出版，时光已过去28年。现在，300多张色彩斑斓的皮肤病临床图谱，39篇皮肤病的实用章节，又已经完成了。这些都蕴含了我多年精致而纤细的情感，《常见皮肤病图谱与中医效验方》出版了。这三本书的出版，是我研究皮肤病的三部曲，谱写这"三部曲"其实是一个长期修炼的结果，这其中包含了几十年清灯夜读的生活，包含了童年时代凄风苦雨带来的思考。

　　6岁那年，父亲离开昆明去了台湾，全家不得不过着隐姓埋名的生活，家庭生活的困窘，可想而知。母亲及我们五兄妹，最终以儒家文化的柔性之力，度过了那段艰难的时期。前尘影事，童心意气，那是一段充满了审美体验的时光，在《施慧文集·散文卷》中，你往往会读到一些更深层次的人生命题。我喜欢喝茶，"也许正是那一叶清苦，熬浓了茶中诗味"。

　　上个月，我携苏君去拜访张震老师，请他审阅此书稿。张老深情地回忆了几十年前与我父亲见面的情景，并说1990年在台湾出版的《临证心悟》还是你父亲资助的。是呀，几十年来，张老一直关注我在中医学术上的成果，从我1983年在《云南中医杂志》发表的"失音证治"，到1994年《施慧男性性功能障碍专集》优秀成果的评定，再到1995年为《施慧治疗男女不育证专集》撰写序言，这些都倾注了张老的一片心血。后来张老对本书提出了一些建议，张老学识渊博，待人谦和，这是国医大师的风范。近20年来，我遍游各地，参加各种医学研讨，寻师访友，与王玉玺教授就是在一次学术研讨会上邂逅的。王教授是我国皮肤病学术界的大家，为人非常本色，待人以诚，求其赐序，十分爽快地答应了。王老，多年未见，久违了。可是，你的精彩演讲和爽朗的笑声还时时回荡在我的脑海中。特别说明的是，我的散文《逆境中的坚守》里面的那个主人公，有着坚实的中西医理论和丰富的临床经验的资深老中医马应昌先生对本书也提出了一些建议，为此我表示由衷的感谢。同时，也要感谢本书的几位整理和校对者苏建佳、施璐郗、赵清新、朱良辉、朱燕等人，他们怀着对中医学的热爱与敬畏之情，为本书的出版付出了巨大的努力。

往事已然苍老，家庭高华雅逸的书香气派已蜕变为平易而坚韧的世俗风度，春城气候的滋养，加上我过于丰富的人生经历，使得我落笔时，总是力求用笔的简洁优雅。那些青春的火苗，那些感情燃烧的彩色梦幻，那些飘逝的诗情画意，常常被我打捞上来，收入我的散文集里，它们温馨着我，感染着我，在我追求中医学术发展的过程中，也透进我的笔底风光。

三指把脉，文学清梦，艺术追求，已彻底磨洗了我的灵魂，我对中医学术不断地追求，不懈地对生命进行反思，使我时时有一种心绪怦然的不安。也许，这就是我不能停下年迈脚步的原因吧！

施　慧

2017年7月10日